LE CŒUR
DES HOMMES

Mise en pages et création de la couverture :
Suzy Ensminger @suzycolibri

« *Je chante par ma plaie.* »

(Pierre Guyotat)

« Un bourdon pèse en moyenne 4,8 grammes. La surface de ses ailes, dont l'inclinaison est de 6 degrés par rapport au corps, est de 1,45 centimètres carrés. Selon les lois scientifiquement irréfutables de l'aérodynamique, le bourdon ne peut pas voler. » (JF Léger, auteur)

L'écrivain ne peut rien contre le poids et la vitesse de sa propre chute, mais il peut l'orienter en jouant du plan d'inclinaison de sa plume pour atteindre son point final.

Même si toute ressemblance avec qui que ce soit ou quoi que ce soit qui puisse faire penser à qui que ce soit ou à quoi que ce soit est purement fortuite et sans fondements, il n'en reste pas moins que c'est à la suite des coups de pression exercés sur moi les jours précédents par ma hiérarchie pour augmenter ma prod, et qui s'étaient matérialisés par une sensation de resserrement au thorax à l'image de celui que peut ressentir une noix prise dans l'étau du casse-noix qui la serre, que « l'accident cardiaque » est survenu en ce petit matin du dimanche 10 mai 2020.

Cette année en France, près de 50 000 personnes vont faire un arrêt cardiaque et maximum 8 % d'entre elles vont survivre, ce qui fait 1 décès toutes les 10/15 minutes. La plupart auront lieu devant témoins qui détourneront le regard à cause du syndrome de prosopagnosie qui fait que face à un événement anxiogène imprévu on ne reconnaît plus son visage dans celui de l'autre et qu'on manquera à ce point d'empathie qu'on choisira de poursuivre sa route le regard accroché au bout de ses pompes, les mains enfoncées au fond de ses poches, et de laisser s'éteindre dans son sillage cette pauvre loque à l'agonie détourée au bâton de craie comme si de rien n'était. Pour celles et ceux qui auront la chance de passer entre les gouttes, moins de 10% ne conserveront aucune séquelle de l'accident, c'est inscrit dans le marbre.

Fortune, hasard, coïncidence, c'est la baraka qui m'est tombée dessus en ce dimanche matin du 10 mai 2020. A croire que ce jour-là, quelqu'un là-haut jouait ma vie aux dés avec la grande faucheuse et avait une chance de cocu.

Le recrutement

Les bruits et les fureurs de la victoire à la coupe du monde de foot 1998 -confettis, mégots, canettes de bière, capotes et cotillons- filaient encore dans les eaux usées des caniveaux de Paris quand je reçus ce message de Paul Marsal, mon pote de galère et d'arsouille, qui me refilait régulièrement des tuyaux -et pour une fois celui-là n'était pas crevé- où il m'informait qu'une grosse boîte de la région parisienne recrutait une armée de petites mains pour une besogne laborieuse mais bien rémunérée, et que ça me ferait le plus grand bien de les contacter, que ça pourrait même me sauver la mise, au point où j'en étais.

La sélection d'une centaine de personnes sans pédigrée se faisait sur un seul critère, être à l'aise au téléphone et pouvoir aligner deux mots sans insulter son interlocuteur. Avec Paul on s'entraîna comme des barges et le jour J on était capable de vendre un dictionnaire à un analphabète et une bagnole à un aveugle.

*Juillet 2000 / Pont de
Puteaux / Plein soleil*

J'enjambais le Pont de Puteaux après trois années de loose sur les hauteurs de Montmartre où je créchais avec Margaux dans un F2 vétuste juste au-dessus d'un couple explosif, une vieille femme de rouille et d'os et son fils édenté, un ex-violoniste de l'orchestre de Paris qu'avait pété les plombs un jour pour je sais quelle raison, et qui faisait régulièrement l'aller-retour entre l'appart de sa mère et une aile excentrée de l'hôpital de Sainte-Anne où s'entassaient pêle-mêle toute la chienlit du monde civilisé, rebuts, marginaux de tous poils, bipolaires sur le fil du rasoir, schizophrènes, borderlines, non répertoriés. Pas mauvais bougre pour autant le gars quand tu le croisais dans le hall, plutôt même souriant, et très cultivé, mais qui disjonctait facile sur un simple claquement de doigts sûrement à cause du traitement de cheval qu'on devait lui administrer depuis toutes ces années dans l'une de ces chambres capitonnées pour récalcitrants où, saucissonnés sur leurs lits d'appoint, soudain ils s'élèvent comme des possédés et retombent en vrac dans un tombereau d'insultes, un bouillon d'écume aux commissures. Le problème avec le violoniste c'est qu'il voulait toujours tuer sa mère parce qu'il supportait pas qu'elle ait engendré un monstre. Et pour cette seule raison déraisonnable, c'était pas rare que la peau de la vieille se couvre de bleus, de verts et de bosses rouge carmin. Un jour qu'elle était montée à l'étage et qu'elle avait gratté à notre porte comme un animal en panique, livide, à moitié-morte, je l'avais maté dans le judas, et, sentant ma présence dans l'oeilleton, elle avait fait aussitôt volte-face et redescendu les marches de l'escalier quatre-à-quatre, la queue entre les jambes sans demander son reste, son regard de chien battu accroché à son ombre, consciente qu'il n'y aurait pas d'autre porte de sortie, pour elle qu'à l'horizontale les pieds devant dans une boîte en sapin, pour son monstre de fils que shooté aux Dexédrines dans un pull sans manches sanglé sur un lit d'hôpital à se tordre comme un démon. Ce jour-là, je lus dans le regard résigné de la vieille qu'il était un lieu réservé aux bannis, une sorte de couloir de patience, et que les encore vivants n'y avaient accès que par l'oeil du judas. Ce jour-là j'eus la nette impression qu'elle était en train de nous faire ses adieux, la vieille au-delà de la vieillesse, et qu'à travers nous, c'était à l'humanité toute entière qu'elle tirait sa révérence puisqu'elle ne sortait plus de chez elle que deux fois par jour pour aller faire son tour de damnée dans la cour entre les blocs de béton, une fois au lever du jour, une fois au coucher du soleil, les mains croisées au dos, le tête rentrée dans son cou, matant ses pieds comme une myope, puis revenir sur ses pas, crachant ses prières de conjuration en chapelets pour qu'il crève, le monstre en camisole chimique qu'elle avait engendré et qui sortait le matin et ne revenait qu'à la nuit tombée, éméché, en godille, après avoir bu la moitié de sa pension d'invalidité au comptoir en zinc du bar du coin, « Au coude levé », seul, irrémédiablement seul, banni des hommes et banni de Dieu.

Retour au Pont de Puteaux / Plein soleil

En aplomb de la Seine où une péniche pleine à rebord de charbon et de sable dérapait dans l'air fiévreux de midi, depuis la sortie du métro un tournesol géant me fixait sans cligner de l'oeil. De l'autre côté du Pont deux caisses à la peine allaient à l'oblique, front bas, roues en canard. Posé sur une plaque à induction thermostat « Boost », le bitume ondulait méchamment sous mes pieds. J'arrachais chaque pas du sol qui retombait en montre molle dans le chewing-gum noir et gluant, avançant, droit comme un i, dégoulinant de sueur, cintré dans mon costard bon marché acheté la veille à la va-vite dans l'une de ces boutiques sans âme éclairées au néon qui rythment le haut du boulevard qui monte vers Barbès. A l'autre bout du pont, dressée comme une fière, une tour de métal et de verre venait frapper la Seine de plein fouet. Désormais j'allais crever à petit feu pendant près d'un quart de siècle à la Sodegim.

Je me pointais donc au rendez-vous de la dernière chance pour un entretien d'embauche enchaîné par un test d'aptitude. Après l'entretien, une formalité administrative avec des cases à cocher, qui m'avait rappelé « les trois jours » du service militaire, la recruteuse me fît passer le test en question, elle, jouant le rôle du client furibard, moi, celui du service réclamation. A ma grande surprise je me tirais plutôt bien du piège, d'après ce que je pu lire dans le sourire ultrabright de la femme Playmobile qui ouvrit le tiroir, prit une feuille de papier qui ressemblait à un contrat, la posa devant elle, la fit pivoter, et la poussa vers moi en me tendant un stylo-plume Montblanc noir et doré. La femme récupéra le contrat, ouvrit le tiroir de gauche, le déposa, referma le tiroir, se leva, me tendit la main avec un grand sourire et me souhaita un excellent week-end. La Sodegim compte sur vous Monsieur Coper, ensemble on va faire du bon boulot ! Bon week-end Monsieur Coper et à lundi, en grande forme, 8h30 pétantes !

Quand je suis revenu vers le soir sur la Butte Montmartre avec mon contrat en poche après m'être enfilé quelques binouses sur un banc face au large à mater les péniches au neuvième mois de grossesse partir en aquaplaning, Margaux est descendue illico à l'épicerie du coin, est remontée avec une bouteille de champagne qu'on à fait péter et qu'on s'est enfilé cul sec, et on a fait l'amour comme des animaux contre le mur porteur, au point qu'on entendait le bruit sourd de quelque chose de dur frapper le plafond du dessous, ce qui en rajoutait à notre excitation, Margaux, serrant le jéroboam par le cou à s'enfoncer les ongles dans la chair et fixant par-dessus mon épaule le rite reproductif du couple de pigeons qu'avait élu domicile sur notre mini-balcon, moi, soulevant Margaux de terre comme une plume et la besognant à la hache sans fléchir.

Au bout d'un an, mon CDI en poche et le ventre de Margaux en obus de 75, on plia les gaules et on troqua notre appart de la butte Montmartre contre un p'tit pavillon de banlieue hérité d'une vieille tante de Margaux acariâtre et pleine aux as et sans descendance directe, où on logeait maintenant depuis une quinzaine d'années avec nos deux gosses de 12 et 14 ans, Virgile, l'enfant-lune aux semelles de vent qui jouait du piano plus vite que son ombre et Vania, l'ado rebelle couverte d'acné, ferrée aux dents et fan d'animés japonais.

J-2 : Le rituel

Comme tous les jours à 6h30 pétantes, le prélude opus 28 n°4 en mi mineur de Chopin me tirait de mon sommeil. J'enfilais un boxer, mon jean et un polo et me dirigeais à tâtons vers l'escalier que je grimpais à quatre pattes, toujours dans le noir, à cause de mon enfance traumatisée par les visites à l'improviste de notre père dans le coeur de la nuit qui se tenait dans l'embrasure de la porte et qui prenait un malin plaisir à éclairer de sa lampe-torche par en-dessous sa gueule de dégénéré et à mater nos bobines hallucinées à mon frangin et à moi. En haut de l'escalier je tirais la porte des chiottes fendue au milieu, stigmate d'un pétage de plombs mémorable avec Margaux -Ça faisait des mois qu'on faisait chambre à part, elle à l'étage avec Vania, moi au sous-sol avec Virgile-, tâtonnais à l'aveugle, ouvrais la p'tite fenêtre qui donnait sur l'oranger du jardin et qui laissait passer suffisamment de lumière pour que je vise la lunette des chiottes qui se découpait en ombre chinoise, fermais les yeux, respirais un grand coup l'air piquant du dehors, décapsulais les boutons de mon jean, vidangeais le pipeline, rangeais le matos, recapsulais ma boutonnière, faisait un quart-de-tour sur moi-même, ouvrais le robinet en porcelaine nacrée Grohe qui couinait, passais les doigts sous le filet d'eau, les bougeais lentement, matais ma tignasse en bataille et ma mâchoire limée au papier de verre, grimaçais, pivotais, sortais des chiottes, avançais à tâtons dans la pénombre, longeais le plan de travail de la cuisine américaine IKEA, choppais la bouilloire en alu brossé que je remplissais à mi-hauteur, enclenchais le bouton d'allumage, ouvrais le placard turquoise -A chaque fois je rageais contre Margaux d'avoir choisi cette couleur bleu lagon à la con, pareil pour le sol de la cuisine recouvert de grandes dalles « écailles de poisson » alors que j'avais choisi des pavés de grès blanc rustiques de chez Leroy Merlin-, choppais un sachet de thé noir Lipton Yellow Label « au goût riche et inimitable », ou, mieux, un sachet de thé noir Twinings of London Original English Breakfast 1706 médium corsé et équilibré, tirais deux tranches de pain de mie blanc italien sans croûte de la boîte en métal brossé London Pure Milk Co.ltd avec cette photo en noir et blanc où un gosse de l'Amérique des années 50 encore vierge des guerres et des chocs boursiers à venir, mèche lissée sur le côté, s'apprêtant à s'enfourner une cuillère à soupe de cornflakes « Kellog's Original » trop grande pour sa petite bouche, prenait la pose à côté d'un grand verre de lait, ouvrais la porte du frigo, attrapais la motte de beurre au demi-sel de Guérande et le pot de confiture d'abricots rouges du Roussillon « Saveurs de nos régions 65% de fruits » cuits au chaudron, refermais la porte du frigo du talon, attrapais la pince à épiler géante en bois de pin de Suède IKEA, respirais à pleins poumons l'odeur du pain grillé, prenais dans l'égouttoir le mug « Quebec éternel » avec un coeur rouge offert par Virgile, qui m'avait dit un jour qu'il avait dans les cinq ans, debout devant moi, les genoux soudés, ses longs bras pendant le long de son petit corps maigre comme un clou, me voyant la tête entre les mains, papa, je te le jure, je t'aiderai à le finir ton livre, je poserai ma main sur la tienne et je la guiderai, je vais apprendre à lire et à écrire, achète-moi des livres. Je retournais vers l'escalier, descendais au sous-sol, posais le plateau sur le bac à linge, allumais la télé, zappais sur BFM, CNews, LCI, France Info, dans un sens puis dans l'autre jusqu'à l'overdose, écoutais sans entendre la litanie des infos tourner en boucle, « Nouvelle version mutante du Covid moins agressive que la précédente mais inconnue au bataillon, arrêt du traffic aérien en provenance d'Afrique du Sud, cluster du variant Omicron, 27 migrants noyés dont une femme enceinte, identification compliquée à l'Institut Médico Légal de Marseille, soulèvement d'insoumis en Guadeloupe, tirs tendus à balles réelles sur la police, deux blessés dont un avec acouphènes à vie » -Putains de chaînes-infos hiérarchisées par des journalistes-présentateurs au sourire de lavabo-, remontais dans la cuisine, ouvrais le lave-vaisselle, rangeais les couverts et le mug, passais le plateau sous l'eau, le déposais dans l'égouttoir, sortais de la cuisine, chaussais mes Caterpillar basses, me dirigeais vers le porte-manteaux bleu-clair accroché au mur, enfilais mon blouson à capuche bleu-foncé, embrassais Virgile -En pleine crise d'ado, Vania refusait de m'embrasser depuis que Margaux lui avait monté le bourrichon contre moi-, ouvrais la porte de la baraque, la claquais derrière moi, descendais les quatre marches en béton cellulaire mordues par le temps, sortais mon VTC Twin Original de chez Décathlon du garage, ouvrais le portail rouillé qui faisait un bruit de chatte en chaleur, enfourchais mon vélo, pédalais comme un barge, changeais de plateau, changeais de vitesse, au bout de la ruelle prenais la piste cyclable qui longeais une grande avenue sans bruit où trônaient de vastes meulières à toit circonflexe, arrivait au RER, descendais la pente à 10% qui menait au souterrain, déboulais dans le parking à vélos, cherchais une place, rangeais mon vélo dans un rail individuel, le bloquais avec le U en acier trempé, chaussais mon masque chirurgical, sortais du parking, passais devant les boîtes aux lettres défoncées, descendais les escaliers qui puaient l'urine, enjambais un sans domicile fixe couché dans sa pisse, déposais un ticket resto sur son duvet, traversais le hall du RER, choppais le « 20 minutes » sans décélérer, pressais le pas, franchissais le portillon, entrais dans le flot des passagers, prenais l'Escalator, trouvais une place côté fenêtre dans le dernier wagon du RER direction Nation, ouvrais le « 20 minutes », à la rubrique « Sports » piquais du nez. Les stations s'enchainaient, Le Peck, Le Vésinet, Chatou. On enjambait la Seine où une île arborée de grands ifs battus par les vents s'étirait des deux côtés du pont. Un tronc d'arbre pendait dans l'eau à angle droit. Venaient Rueil, Nanterre U,

Nanterre Préfecture, La Défense. Puis c'était le rush pour prendre l'Escalator qui remontait des entrailles de la terre jusque dans le hall avec cette odeur de pneu crevé accrochée au ventre. Direction le T2 plein comme un oeuf. On longeait la Seine vers le Pont de Puteaux soudés les uns aux autres en une masse informe et silencieuse. A la station Pont de Puteaux, je jetais mon masque FFP2 dans la poubelle en métal, saluais la femme sans domicile fixe aux lunettes noires et à la canne cassée en trois enroulée dans un plaid écossais posée en position Zazen sur une couette défoncée. Couché à ses pieds, un chien plus maigre qu'un clou rouillé se méfiait du ciel. Je leur balançais un euro symbolique qui tintait et tournait dans la timbale en laiton. Rien qu'avec ce que je leur donnais chaque jour, au bout d'une semaine ils se faisaient cinq euros, au bout d'un mois vingt-cinq, au bout d'un an trois cents, moins environ vingt-cinq jours de congés plus les RTT auxquels fallait rajouter les arrêts maladie, égal deux-cents-soixante-quinze, multiplié par une centaine de donneurs vu la sympathie qu'inspirait la femme sans âge et son chien à l'os, surtout le chien, ce qui devait lui faire un salaire mensuel dans les mille deux cents cinquante euros net, plus le foyer d'hébergement gratuit pour le lit et le couvert, la douche, la lessive, les transports aux frais du contribuable, moins les impôts, elle devait toucher à peu près mon salaire sans rien branler de la journée qu'à faire son air de chien battu. Et quand j'avais pas de monnaie on échangeait un sourire avec son chien. Oui parce que son chien donnait l'impression de sourire, et c'est sûrement pour ce bug de la nature que tout le monde leur laissait quelque chose et s'achetait ainsi une bonne conscience à moindre frais même si la veille ils avaient cogné leur bonne femme sans retenue. Les cadres sup donnaient plus à la femme, les secrétaires, plus au chien. Les secrétaires ça donne plus aux chiens. Les secrétaires de direction aux chiens d'aveugles. Elles y vont tout droit dans la commisération et la tremblote, dès que ça se démultiplie le mauvais sort. De temps en temps certains donneurs leur filaient une boîte de bouffe canine en plus de la monnaie. Ce qui les rendait attachants c'est qu'ils n'étaient pas agressifs du tout et là toute l'année, qu'il pleuve, qu'il vente, qu'il gèle. Et si la SDF et son chien étaient fidèles alors ils étaient méritants, et s'ils étaient méritants, alors il nous était impensable de passer devant eux sans leur laisser quelque chose. Après ça je traversais le pont, marchais le long de la Seine en sifflotant « Marlène » de Noir Désir que j'apprenais à jouer sur ma guitare folk « Ibanez Performance » que j'avais choisie pour son coffre et son son qui décoiffe, apercevais au loin la Tour Eiffel-en allumettes et la tour TF1 avec son drapeau patriote collé sur sa peau blindée de plaques de miroirs déformants, parvenais sur une plateforme où s'érigeaient deux tours de verre et d'acier qui s'emmanchaient sans pudeur comme des Rubixcube-Transformers monochromes empilés jusqu'au ciel, entrais dans le hall vaste comme une architecture roumaine des années 80, ouvrais mon sac au vigile en blazer-cravate-badge « sécurité » peigné au jus de salive qui faisait semblant de fouiller le fond des sacs, les caméras tournant 24/24, enregistrant et notant la qualité des prestations, et qui avait sa pause-déjeuner à midi-moins-le-quart pile, juste avant le rush des crève-la-faim, mille et quelques nous concernant, à peu près autant chez les voisins d'IBM, déposais mon badge sur le portillon, croisais un homme noir très maigre et très grand avec un oeil opaque qui passait la polisseuse sur le sol déjà très brillant que surveillait comme le lait sur le feu une sorte de clébard en bottes de sept lieues courte sur pattes tout droit sortie d'un camp de redressement -Il ne lui manquait que la cravache et la moustache ticket-de-métro, la mèche sur le côté, elle l'avait déjà.-, prenais sur la gauche, stoppais net derrière la bande blanche collée au sol, patientais mon tour, arrivais au comptoir, déclinais mon identité, émargeais, récupérais le masque chirurgical attribué chaque jour à chaque salarié que me tendait mécaniquement la femme de l'accueil tirée à quatre épingles plus froide qu'un glaçon frigide, franchissais le second portillon, prenais du gel hydroalcoolique, me frottais vigoureusement les mains face à la caméra qui notait et enregistrait le degré d'obéissance qui impactait en temps réel la prime au mérite qui nous était versée en fin d'année juste avant la Noël, avançais de quelques pas, tapais mon numéro d'étage sur le prompteur, avançais vers la porte en métal brossé, entrais dans l'ascenseur, saluais ceux de mon grade, pas les autres, les cadres hautains en costard Gucci et chaussures italiennes qui nous calculaient pas de peur d'être contaminés par les petites mains qu'on était, sortais de l'ascenseur qui faisait sa petite musique de super-marché, entrais dans l'open space qui sentait tout sauf la matière grise et l'empathie, me dirigeais vers mon bureau, enlevais mon blouson, l'accrochais au porte-manteau trois-boules-alu IKEA -étiquette encore visible-, allumais l'ordi, entrais mon identifiant et mon mot de passe, cliquais sur la souris, ouvrais le logiciel-maison qui nous permettait de badger, de déposer nos demandes de congés, de faire une requête à la DRH -avec copie au manager- pour qu'elle implémente la badgeuse de la veille si on avait oublié de le faire, de lui indiquer les quatre horaires quotidiens : prise de poste, pause déjeuner, retour pause déjeuner, départ de l'entreprise, me levais, me dirigeais vers l'ascenseur, appuyais sur RDC, patientais, entrais dans l'ascenseur qui faisait une pause à chaque étage, au RDC accélérais le pas à la Jacques Tati, passais le portillon dans le sens contraire de tout à l'heure -pas besoin de badge dans ce sens-là-, entrais au « Cactus Café », prenais ma place dans la file d'attente qui faisait le tour du comptoir, patientais l'éternité, finissais par atteindre la caisse, passais mon badge à la serveuse lituanienne déjà sur les rotules qui me servait le même double Expresso que la veille, lui présentais mon badge, louchais sur ses balloches qui débordaient de son corset XXL, sortais du « Cactus Café » avec mon tord-boyaux brûlant, traversais le hall, passais devant le vigile, lui souriais -Toujours sourire au vigile au cas où t'aurais oublié ton badge un de ces quatre matins et qu'il t'obligerait à faire le tour du bâtiment pour demander un badge provisoire au PC Sécurité, et que le gars de service te materait de biais car toute demande de badge provisoire est suspecte, et qu'il te faudrait alors prouver que tu es bien salarié à la Sodegim, et qu'il allait devoir appeler ton manager pour le vérifier, que c'est la procédure-, passais le portillon, entrais dans la cage à hamsters, poussais le tourniquet, sortais à l'air libre, me dirigeais vers la gauche, tirais une « Vogue L'Original Ice Verte » du paquet orné d'une image de gorge trouée, de poumon calciné, de moignon de jambe ou de gros plan sur un iris dépoli, fouillais dans le fond de ma poche, attrapais la boîte de billes bleues, en chopais une, l'enfonçais dans le filtre avec un bout d'allumette, l'écrasais entre le pouce et l'index pour qu'elle dégage cette odeur de menthe forte, vissais la clope en rond de gueule, demandais du feu à un quidam, tirais sur ma clope, jouissais de l'effet glacé dans mon palais, ma trachée et mes poumons, fermais les yeux, les rouvrais, fixais le jour montant, sirotais mon double Expresso du bout des lèvres, écrasais mon mégot dans le cendrier, revenais sur mes pas, poussais la roue de hamster dans l'autre sens, déposais mon badge sur le portillon, souriais au vigile, faisais le chemin inverse jusqu'à mon bureau, participais à une réunion d'équipe où le manager opérationnel égrenait les chiffres de la veille, rappelant les objectifs de rentabilité fixés chaque semaine par le Comex, pestait contre le manque de qualité du service client, insistait sur la nécessité absolue de redresser la barre au plus tôt, après la réunion rejoignais mon bureau, jetais un coup d'oeil à la photo de mes gosses avec Margaux tout sourire en contre-jour, bossais jusqu'à midi-moinsvingt, à midi-moins-le-quart allais pisser, débadgeais, me dirigeais vers l'ascenseur, descendais au RDC avant le rush de midi, traversais la moitié du hall, prenais sur la gauche, poussais la porte en verre, entrais dans le restaurant d'entreprise qui appartenait au « Cactus Café », rejoignais le flot des affamé.es, prenais un plateau dans le brouhaha, un verre en Pyrex, des couverts, un morceau de pain, allais directement au stand des grillades déjà pris d'assaut, puis vers le stand des entrées et des desserts qui ressemblait à un stand de la série « Le Prisonnier » avec son toit blanc rayé de bandes bleues d'où sortait cette petite musique étrange qu'on fait écouter aux futurs lobotomisés avant l'opération pour que quand ils en émergent, ils l'aient dans la tête qui tourne en boucle comme un avant-goût de la perpétuité qui les attend, me calais dans la queue, arrivais à la caisse, présentais mon badge, Monsieur, va falloir recréditer votre badge, vous êtes à moins quatre euros, à moins cinq euros vous devrez régler en carte bleue et payer plein pot comme un visiteur extérieur, c'est la règle, premier et dernier avertissement, me trouvais un coin peinard, me goinfrais, desservais mon plateau, jetais ma serviette dans le premier sas, mes emballages plastique dans le second, déposais mon plateau vide sur le rail automatique, restais planté-là comme un con jusqu'à ce qu'il disparaisse derrière les trois langues en plastique transparent qui pendaient à bout de souffle au bout du rail, redescendais les marches, prenais à gauche, allais au « Cactus Café », faisais la queue, commandais un double Expresso, repassais devant le vigile qui n'était pas le même que ce matin, prenais la roue de hamster, sortais à l'air libre m'en griller une, regardais les tours de verre et d'acier gratter le ciel, remontais, rebadgeais, laissais filer l'après-midi comme un cirrus.

A la Sodegim y'avait deux sortes d'autorités, la légitime, domaine réservé du management opérationnel, l'illégitime, faite d'une horde de capos zélés qui tournaient en escouades à intervalles irréguliers dans l'open-space compartimenté pour entraver l'organisation de la résistance des sans-dents et vérifier que chacun était bien à son poste. « Les mâles Alpha », « les mâles dominants », comme on les appelait entre nous, qui veillaient au grain, prompts à dégainer leur Smartphone et à balancer des mails délateurs à l'échelon supérieur de l'autorité légitime si on ne leur faisait pas allégeance, ne nous montrions pas flatteurs et aux petits oignons à leur égard en leur payant régulièrement des cafés, ne leur offrions pas des clopes et ne les invitions pas à passer devant nous à la caisse enregistreuse de la cantoche.

Je badgeais, poussais la roue à hamster, fumais deux clopes coup sur coup, revenais sur mes pas, badgeais dans l'autre sens, allais jusqu'à mon bureau, bossais jusqu'à 16h15. A 16h15 me levais, allais pisser, à 16h20 débadgeais, ramassais mon sac, mon blouson, descendais dans le hall, sortais de la boîte, traversais le pont dans l'autre sens, ne croisais pas la SDF et son chien d'aveugle, allais poser mes fesses sur un banc au bout du quai en attendant le tram qui arrivait trois minutes plus tard.

A cette heure je trouvais presque toujours de la place. Je m'asseyais près d'une fenêtre côté Seine. Le tram repartait. J'appuyais mon coude contre le rebord de la vitre et regardais sans la voir la Seine qui s'étirait comme un chat. On passait sous un pont puis on plongeait à la verticale dans les entrailles de la terre. On arrivait au terminus de La Défense. Là c'était toujours le bordel. Pas un jour sans bordel. Pas un seul. C'est ça qui me minait le plus je crois, le bordel répétitif, le bordel à perpétuité, la sensation organique de plonger dans un nid grouillant de cafards ventriloques en costard-cravate, de mamans-cafards ventriloques et de larves-cafards ventriloques couinant dans leurs poussettes. Je prenais l'Escalator qui descendait au sous-sol, poussais la porte vitrée, m'enfilais le long couloir plein de cafards-ventriloques banlieusards éreintés pressés de rentrer chez eux et de se foutre devant TPMP avec un verre de mauvais scotch et une boîte de Témestas, au bout du couloir tournais à gauche, prenais l'autre Escalator qui s'enfonçait encore de deux niveaux dans la terre-meuble, atteignais le quai du RER A, patientais, prenais une respiration profonde, plongeais en apnée dans le wagon surchargé qui finissait toujours par arriver, ouvrir ses portes et gerber par vagues successives sa cargaison de cafards ventriloques ahuris. Le RER repartait. On dépassait Nanterre Préfecture, Nanterre Université, Rueil-Malmaison, Chatou. On passait sur la Seine où le tronc de l'arbre déraciné plongeait dans l'eau à quarante-cinq degrés. On passait Le Vésinet, Le Peck. On arrivait à Saint-Germain en Laye. Je prenais l'Escalator bondé de cafards-embourgeoisés, passais le portillon automatique, gagnais le parking, détachais le U de mon VTC BTWIN, l'enfourchais, remontais la pente plateau 2 vitesse 3, sortais du parking, prenais à droite, longeais la gare des bus bondée de cafards zombies affalés sur eux-mêmes qui faisaient le dos rond, bifurquais en zigzags sur la gauche, prenais à droite, rejoignais l'artère principale, au bout m'arrêtais au tabac, achetais un paquet de « Vogue Original Ice Verte » et un jeu à gratter avec un cochon hilare plein aux as qui me faisait de l'oeil, réenfourchais mon vélo, traversais une rue à sens unique, continuais tout droit, arrivais à une large avenue où de grandes maisons bourgeoises tuaient le temps, au bout prenais à gauche, arrivais à notre petite meulière des années trente, poussais le portail qui couinait, garais le VTC.

*J-1 : Samedi 9 mai
2020 / La forêt, juste
avant la nuit*

Le jour J, c'est toujours la veille qu'on s'y prend. Demain c'est l'anniversaire de Virgile. Le cadeau, le gâteau, les bougies résiliantes, la grande soeur chafouin, tout est bien calé pour que ça se déroule selon le protocole. Surtout ne pas oublier de passer à la boulangerie récupérer le dessert. L'année dernière c'était un vacherin. Va cette fois pour une forêt noire. Ne pas oublier de faire dessiner son prénom au tube dentifrice bleu-lagon sur les cimes des sapins pour cinq euros supplémentaires. Ne pas oublier de prendre en photo la face illuminée de Virgile le jour

J quand il soufflera ses treize bougies et que quelques gouttes de cire s'accrocheront à son nom et aux branches des sapins. Virgile, c'est Margaux qui avait choisi. Moi c'était Valentin que je voulais. C'est Margaux qui a tranché en faveur de son choix. Ne pas oublier de passer chercher le colis à la FNAC en bonne partie réglé grâce au « bon cadeau Sodegim » offert par l'entreprise qui a toujours fait office de mère ou de père de substitution pour les couples monoparentaux en disgrâce comme le nôtre.

Nous, avec Margaux, on est un couple monoparental à deux. On a choisi de survivre comme ça au même endroit, chacun à son étage, pour la liberté de mouvements que cela octroie et aussi pour celle des moeurs. Mais ça nous fait toujours bizarre quand l'autre n'a pas prévenu qu'il ne rentrera pas ce soir et qu'on le voit débouler au p'tit matin la bouche en coeur, les yeux pochés de rêves fauves, croissants, briochines et baguette croustillante sous le bras. Virgile et Vania ne sont pas dupes de nos singeries. Ils ont appris en deux-temps-trois-mouvements à en tirer profit et exigent désormais de nous, de nous faire pardonner par eux de nos coucheries extra-conjugale par toujours plus de douceurs sucrées et de viennoiseries.

Le colis c'est un iPhone 12. Un truc accaparant contre quoi va me falloir lutter pied à pied jusqu'à l'anniversaire suivant, et rebelote jusqu'à l'échappement du petit qui aura du duvet au menton et sous le nez, qui fera une tête de plus que moi et qui finira par me faire fermer ma grande bouche de père juste en se levant de sa chaise de Gamer et en me braquant de son regard d'ado fraîchement affranchi de toute autorité parentale, de toute autorité tout court, vu que moi, je vaudrai pas mieux qu'un pochtron à la godille, alors côté crédibilité, hein ! Et ça me ramènera direct à l'essentiel, à ce qui compte vraiment, à ce projet d'autofiction que je traîne comme une ancre depuis que Margaux m'a appris que j'allais être père pour la seconde fois et que ce sera sans moi.

Concentre-toi sur ce que tu dois faire avant d'être sorti du jeu par la peau des fesses et prie le ciel que ton gosse ait grandi si vite que tu ne l'auras pas vu venir et qu'il te foutra désormais la paix jusqu'à ce que tu le vois débouler un soir avec sa copine à l'heure du journal, agitant les clefs de ta caisse en leasing avec option d'achat comme un hochet sous ton blaire rouge-pif.

Ça fait un an que Margaux veut t'exproprier. Pour calmer les choses t'as capitulé, pris tes cliques et tes claques et descendu au sous-sol -C'était ça ou prendre la porte- d'où tu ne sors plus désormais que pour l'organique, t'en griller une dans le jardin, passer au tabac, aller choquer des bocks avec tes potes, Olivier, David et Guillaume et chanter par la plaie d'Emmanuelle, de Clara, d'Isabelle ou de Leila. Réjouis-toi d'avoir gagné ta tranquillité maintenant que t'a été foutu dehors de ton foutu rôle de dresseur de gosses.

C'est le printemps avant l'heure, je finis de siroter mon café et de mordre dans un morceau de brioche doré fenêtre grande ouverte face au jardin odorifère et au concert des cuis-cuis qui sort des bosquets et des arbres mitoyens. Les premières vagues de chaleur vont et viennent, font leur écume dans le ciel. J'enfile mon blouson de toile cirée, chausse mon bonnet de mouton d'écosse, enfourche mon vélo direction la forêt de Saint-Germain, en grille une dans le soleil qui monte au zénith. Plateau deux, vitesse quatre, je prends à gauche vers la N186, traverse la rue, roule sur le trottoir, longe la N186, traverse deux autres rues endormies, passe devant la boulangerie fermée depuis des lustres pour cause de changement de propriétaire. Le flot des voitures roule au ralenti depuis qu'ils ont planté des boîtes à freins à cinquante tous les cinq cents mètres sur cette partie de la nationale très fréquentée par les voitures de sport. A droite, une incise dans la forêt. Trois coups de pédale rageurs. Je franchis la zone de graviers. A gauche, l'accrobranche avec sa cabane en rondins du Canada joue « Délivrance » au banjo country. Des escaliers en bois tournent autour des troncs d'arbres jusqu'à des plateaux parfaitement ronds d'où des câbles torsadés en métal tendus à mort relient les cimes des arbres entre elles. Tout dort encore des cauchemars et des rêves, sauf les piafs. La preuve, ils se réveillent chaque fois en sifflant quelque chose de gai. Mais ça ne va pas tarder à se transformer en jungle, la forêt, avec l'arrivée de la marmaille. Puis c'est le chemin serpenteux jonché de cailloux et de flaques. Slalom spécial. Tenir le cap. Chaque porte, un danger. La prendre anticipée, de plein fouet, pencher le vélo à gauche, à droite, comme ça sur deux-cents mètres, clope au bec, bonnet enfoncé jusqu'aux oreilles. Puis ça se calme. Je croise les mains à la nuque, m'étire jusqu'au ciel. Du bleu tourne autour des arbres. Je passe sur plateau trois, vitesse quatre, arrive à une zone de pelouse mordue par la terre meuble. Au fond, un abri en bois. Trois adolescents maquillés couleur cimetière sont assis sur un banc en béton armé mangé par le temps. Ils font tourner un joint d'herbe qui les fait rire. Deux garçons, une fille. La fille a une étoile noire tatouée autour de son oeil droit. Elle porte des gants noirs en bas résille, une mini-jupe en fil d'écosse, une chaîne autour du cou, une autre autour de la cheville gauche, des boucles d'oreille en cascade, trois anneaux-naseaux, un autre au nombril, une bague en forme de tête de mort, une autre en forme de serpent, la troisième, c'est Belzébuth en personne, des pompes en cuir cloutées à semelles compensées, une chaîne autour des hanches. Elle me fixe, par en-dessous, comme si elle voulait me faire la peau. Les deux gars se sont levés. Ils se font des passes avec un ballon à moitié crevé. L'un des deux fait un signe à l'autre punk à chien avec le pouce et l'auriculaire en tordant son poignet et tente un dribble avorté. J'arrive à l'aire de jeux. C'est plein de gosses hilares. Les plus petits se laissent glisser sur le toboggan, atterrissent dans les bras de leur mère tandis que les moyens grimpent à un entrelacs de cordes en nylon bleu-turquoise qui forment une toile d'araignée géante. En dessous, trois nounous assises sur un banc parlementent avec entrain. Elles font de grands gestes et actent fort. Je m'arrête près d'une table en bois et m'en grille une. Le soleil perce entre les arbres. Je ferme les yeux et tire des lattes loin du tumulte de Margaux et de sa maison compartimentée d'où je suis maintenant et depuis un moment déjà quasiment exclu. Je jouis du jeune soleil qui me chauffe la couenne, tire encore quelques tafs de bonheur sans penser à rien. Tout s'efface d'hier et des jours d'avant. Pas de pass sanitaire à présenter au vigile ni de badge à glisser dans la fente sous la caméra monochrome qui filme et objectivise la scène en continu. J'ouvre les yeux en grand. C'est maintenant plein de chtars et de mères inquiètes, une fourmilière, plein de nounous aussi, qui gesticulent en tous sens et battent l'air de leurs bourrelets de graisse sous les aisselles comme si elles voulaient s'envoler et suivre leurs palabres dans le ciel. Le week-end, tout le monde vient se détendre en lisière de forêt, tous les petits cafards au destin tout tracé. Le rire et les cris des gosses se mélangent sous la voûte des grands chênes, les bisous, les pleurs, les pommades, les pansements. Tout à l'heure ce sera le pique-nique. Margaux s'occupera de faire manger Virgile et Vania. Au menu, aiguillettes de colin pané, épinards en branches au curry, lentilles à l'indienne, pomme Grany. Je reprends mon VTC, traverse l'aire de jeux, parviens à une zone où tourne une roue horizontale. Un gros chien, langue sortie, paupières et babines à la déprime, est assis dessus. Il ne bouge pas d'un poil. Un filet de bave pend de chaque côté de sa gueule. Deux enfants poussent la roue de toutes leurs forces. Le chien des Pyrénées ne bronche pas. Il regarde les gosses hilares et ça semble lui suffire. C'est un gros chien fait pour sauver les montagnards enfouis sous la neige, pas pour surveiller des gosses-cafards sur un tourniquet dans une banlieue bourgeoise. Il a encore son petit tonneau de gnôle autour du cou, mais plus la cloche pour rappeler aux victimes des avalanches qu'il y a encore une petite chance qu'ils ne finissent pas en bâtonnets Mister Freeze.

Jamais vu un chien aussi triste de ma vie. Son regard va au-delà de la tristesse. Il ne bougera pas d'un poil tant que les gosses continueront de rire. Après ce sera les croquettes dans la gamelle sur le tapis turc « Made in China » affalé aux pieds des gosses devant un dessin animé à la ligne claire. Les chiens aussi aiment le week-end et la ligne claire. Comme les papas. Ça leur suffit le bonheur de leurs gosses et les choses bien détourées. Ils n'aiment pas le flou ni les gribouillis. C'est mieux quand on sait à quoi on a à faire. Pas de questions existentielles le week-end. En semaine non plus d'ailleurs. La télé tourne en continu, même quand le programme de toutes les chaînes ne diffuse plus que de la neige qui tombe. La neige qui tombe, le chien des montagnes c'est son programme préféré. La nuit quand que tout le monde dort, il fixe la neige qui grésille à l'écran et il se prend de nostalgie à rêver de sa vie d'avant, pendant des heures, jusqu'à ce qu'il tombe de fatigue. Alors il rêve de flocons et de dessins animés à la ligne claire, c'est un chien d'avalanche, pas un chien de salon. Ils vont le faire crever ces cons de cafards, à force.

Je continue d'avancer vers un circuit pour apprentis-cyclistes. Une bande de béton par endroits soulevée par des racines tourne entre les grands arbres. Les gosses vont tous dans le même sens, sauf les autistes, les tic-toc et les hypersensibles, qui font tout l'inverse. Eux, ils tournent sur eux-mêmes et font du surplace. Les autres roulent à vive allure. Ils ont pris la confiance et doublent les débutants au risque d'en envoyer valdinguer dans le décor, ce qui ne manque pas d'arriver, au grand dam des paps, des mams, des grands-paps et des grands-mams. D'autres, à peine sortis de leur couche, harnachés comme des robots en plastique, aux casques, aux coudières et aux genouillères trop grands, poussent des pieds leur vélo sans pédales comme s'il poussaient une voiture en panne. Ceux-là, plus tard, ils feront de merveilleux managers. Ils voudront atteindre leurs objectifs, coûte que coûte. Y'a aussi les adeptes du roller, du skate-lifestyle aux bords relevés, du skate de vitesse au museau-en-fusée. Tout ce petit monde cohabite dans une sorte d'entente tacite. Aucune règle sur le parcours n'indique la marche à suivre. Ils l'ont trouvée d'instinct la règle. C'est la loi de la jungle. Serrés sur un banc, les parents applaudissent au passage de leurs chères têtes-blondes puis reprennent leur conversation sans intérêt sur le prix de l'essence ou le cours de la bourse qui ne cesse de dévisser depuis quelques jours. Je coupe le cercle entre deux passages de marmailles en folie, le coupe droit devant, manque de provoquer un accident. Juste avant d'atteindre la sortie, je croise un poney Shetland qui fait les cent pas tout seul dans sa parcelle. Je freine, pose mon vélo contre un tronc d'arbre et m'approche du poney en sifflotant. Il me regarde, s'approche de moi avec toute la peine du monde, balance la tête de gauche à droite sans passion. J'arrache une touffe d'herbe, la lui tends à travers la clôture. Il l'attrape, tire dessus comme un diable. Je lui caresse l'encolure qui est aussi dure qu'un morceau de cuir tanné. Son crin est plus rêche que la brosse d'un balai-brosse. Il a encore la marque d'une selle sur le dos et la trace d'éperons sur les flancs. Il en a marre. Il me dis tire-moi de là, je suis pas fait pour ça, pour endurer ça. Je veux mourrir. Je parviens à appuyer sur un bout de clôture moins rigide et le poney sort de là. Je le regarde prendre la tangente, passer entre les gosses, léger, insouciant, comme si de rien n'était. Il s'éloigne dans la forêt. Je reprends mon vélo et poursuis ma route. Une voie rapide à traverser. Elle vient du château et coupe net la forêt en deux comme un gâteau d'anniversaire avec ses arbres alignés de chaque côté comme une armée de cierges. De l'autre côté. J'arrive à un carrefour où un entrelacs de panneaux indique plein de directions. J'en prends une au hasard. Elle longe un grand mur qui plus loin se change en grille. Des immeubles apparaissent. Mes gosses seraient heureux ici avec vue sans vis-à-vis sur la forêt. Je change vite d'avis quand je vois débouler d'un bosquet un travelo-brésilien élancé et costaud avec de grands cils en train de s'ébrouer, de réajuster sa jupe en sky rose bonbon et de faire onduler sa croupe dans la pénombre. Dans son dos un petit homme en costard serre un attaché-case contre son torse. Quelque chose semble l'inquiéter. Il porte des lunettes triple-foyer et une moustache bien taillée à la Fernando

Pessoa. On dirait un expert comptable. Il s'enfonce dans la forêt, craintif que je l'ai reconnu, mais je ne connais pas de comptables moi, j'ai pas d'amis comptables. Qu'est-ce que j'aurais à foutre d'un ami comptable, ou informaticien, ou prof de maths ou ingénieur ? Je ne les comprends pas ces gens-là. Mon père était ingénieur, on n'a jamais pu parler de rien d'important. Il avait pourtant une grande intelligence, était excellent dessinateur, mais impossible de parler de quoi que ce soit avec lui d'irraisonnable. Ça m'a toujours emmerdé les techniciens, les matheux, tous ceux qui veulent faire entrer le monde dans une équation.

Je continue de rouler, prends un long chemin contraint par deux murs serrés, enjambe un pont qui fait un arc de cercle au-dessus d'un bras d'autoroute, arrive à un grillage qui s'élève très haut dans le ciel. Des rectangles de pelouse vert-pomme s'étalent sur une vaste zone. Poussés dans leurs retranchements par un homme chauve en survet Adidas bleu foncé avec trois bandes blanches, des hommes en short et en chasuble rouge font des exercices de démarrage et d'esquive autour de plots en plastique orange. Un homme râblé plus vif et performant que les autres s'en donne à coeur joie. Les mains sur les hanches, il fait tourner son torse dans un sens puis dans l'autre, plie ses jambes courtes et musclées à intervalles réguliers. Il a une coupe mulet longue-brosse des années quatre-vingt. Un ballon roule jusqu'ici et s'arrête à deux mètres du grillage. Le petit homme s'approche au pas, tranquille. Il regarde ses pieds et se tient les flancs. Maintenant il est à deux mètres de moi. Je le reconnais tout de suite pour sa ressemblance troublante avec le poster en tenue du barça rouge et bleue qui trône au-dessus du lit de Virgile. Le plus grand joueur de tous les temps, avec le roi Pelé et l'agent orange Johan Cruyff s'approche, sourit timidement, pas à moi, à son futur follower. T'as un fils, follower ? Oui. Quel âge, ton fils, follower ? Douze ans, treize demain. Il s'appelle comment, follower ? Virgile. Il aime le foot, follower, il est sur Snapchat, TikTok, WhatsApp, Insta, Facebook ? Oui, sur tout ça je crois et il adore le foot. Le foot c'est toute sa vie, le foot et les réseaux sociaux. Il ne jure que par ça, le foot et les réseaux sociaux. Ils sont tous sur les réseaux sociaux à cet âge. Une sorte de lutteur turc au cou ancré dans les épaules cintré dans un costard de marque s'approche à son tour. Il sort un feutre de sa poche et le tend au Messie qui ramasse le ballon, griffonne quelque chose dessus à la va-vite, passe le ballon et le feutre au lutteur et glisse à ses oreilles en forme de chou-fleur quelque chose d'inaudible. Le cou du lutteur turc est massif, taillé à la gouge directement sur la bête. Le joueur mythique me fait un clin d'oeil et tourne les talons. L'air mauvais le lutteur turc s'approche de moi, lance le ballon par-dessus le grillage et sors de sa poche intérieure deux billets rectangulaires dont il fait un fin rouleau qu'il passe à travers une maille du grillage. Je lui souris. Il fait un hochement de tête et repart d'où il était venu, balançant sa masse monolithique de gauche à droite comme un bilboquet dopé aux anabolisants. Je scrute les deux billets VIP pour le match de dimanche contre Manchester City. Mon coeur bat la chamade. Pas pour moi, pour Virgile, pour voir tout à l'heure les étoiles briller dans ses yeux de gosse. Le vélo roule tout seul. Le don du petit homme aux jambes courtes, à la nuque solide et ramassée, à la bouche fine et aux yeux de taupe est un cadeau du ciel. Margaux va voir que je ne suis pas un si mauvais bougre que ça dans le fond. Que je pense au bonheur de mes gosses malgré les apparences. C'est comme si j'avais des ailes. Je ne touche plus le sol. Je traverse la forêt dans l'autre sens, atteins les immeubles, longe la grille, ne croise pas le travelo brésilien ni Fernando Pessoa, arrive à hauteur du poney Shetland avec son air triste sous sa frange qui a finalement regagné son enclos, moins anxiogène et vertigineux que la liberté, pour lui qui n'a connu que les balades en laisse avec des gosses montés sur ressors et leurs coups de bottes dans ses flans. J'arrive à l'aire de jeux. Le tourniquet est à l'arrêt. Sur la droite deux ados jouent au ping-pong sur une table en béton armé mangée par le temps d'où des bouts de tiges rouillés percent ici ou là. Un père pousse une balançoire en forme de couche tenue de chaque côté par deux chaînes attachées à un portique branlant. Devant, la mère tend ses bras au gosse hilare qui s'approche, frôle sa main et repart en arrière. Que vont devenir Virgile et Vania tiraillés entre nos excès et nos cris. Fêlure dans l'âme. Pauvres mômes qui assistent dépités au courant dérivant qui chaque jour forcit entre moi et Margaux. Ils font l'expérience la pire que des gosses puissent faire du dressage à l'exil. Je m'en veux à mort. Trop tard. Marée retirée plus loin que l'équinoxe. Irrattrapable. Laisser filer. Ramasser les bois flottés et les verres dépolis dans la mer retirée. C'est pour ça que je me suis mis à écrire, pour expurger mon désespoir de père face aux rêves balafrés de mes gosses. Margaux veut que je me barre. Elle veut me faire porter tout seul le chapeau. Trop grand pour moi. Elle me dit de prendre un studio en centre-ville, de lui laisser nos gosses pour ne pas continuer de leur briser le coeur. Moi je pourrais le faire, décider de ça pour eux, l'exil, le bannissement du foyer, je connais ça sur par coeur, ça ne me fait pas peur, je le porte en bandoulière depuis que les deux femmes en blanc ont tiré sur ma tête au forceps comme des barges pour me sortir du ventre de ma mère, mais le poulpe qui y vivait refusait que j'en sorte. Il a fait deux fois le tour de mon cou bleu avec l'un de ses bras à ventouses. La pince en alu a eu raison de sa détermination. J'ai toujours soupçonné des séquelles. Au début, Margaux, ça l'a touchée ce conte pour adultes détraqués, on a fait l'amour le soir de notre première rencontre dans la lumière crue d'un lampadaire qui rentrait dans la piaule surchauffée que je sous-louais en bas de la Butte-aux-Cailles. Puis elle s'est lassée de mon histoire. Pas pour l'histoire, parce que je la ressassais sans cesse et que je ne faisais rien pour en sortir. Maintenant elle n'en n'a plus rien à foutre et ne veut plus jamais en entendre parler. Never.

Lionel Messi, le lutteur turc, le trav, l'expert comptable chétif en costard, le poney, le chien-berger avec sa clochette sans grelot attachée au cou, les deux gosses du tourniquet, les parents du môme sur la balançoire, le môme accroché aux chaînes de la balançoire, les nounous, les ados adeptes de satan, tous ont tourné la tête vers moi et pris la pause. Tout s'est figé dans la glu. Ils ont tous regardé dans ma direction, sans rictus, sans expression. Même les arbres ont cessé de frissonner, les drisses de siffler, les roues crantées de s'agacer. Tous ils ont fixé mes larmes rentrées, ayant senti le vent de l'exil et du désespoir les frôler. Tous les hommes sentent ça. Comme les bêtes pour l'orage.

Le vélo a le plus grand mal à s'arracher des lois de l'attraction. Mon âme est une enclume. Elle pèse une tonne. Qui a dit que l'âme pesait 21 grammes ? Que veulent les Dieux à m'écraser ainsi ? Que je la sente enfoncée bien profond dans mon coeur de père à la ramasse, ma misère ?

Je longe la 186 dans l'autre sens, repasse devant la boulangerie qui n'a toujours pas trouvé de repreneur, arrive à la meulière. Les premiers frelons asiatiques sont de retour. Ils tournent autour des grosses fleurs rouges du camélia en mode vibromasseur vitesse rapide. Le temps a changé. Il y a dans l'air quelque chose en suspens. Brutalement, le ciel a froncé les sourcils. La nuit gagne du terrain. Je prépare le repas du soir, des gambas au sel et au poivre. Virgile remonte du sous-sol. Il ne m'abandonnera pas. L'autre jour il me l'a dit en m'entourant de ses bras de gosse et en posant sa tête sur mon torse. Je t'aime papa. Jamais je ne te laisserai tomber. Tu peux compter sur moi jusqu'à la mort. Virgile, mon cher fils, va voir dans la poche de mon blouson. Je l'entends qui dézippe la poche intérieure du blouson. Il ne dit rien.

Virgile est hypersensible. Il garde en lui ses émotions létales de peur qu'elles ne blessent son entourage. Il a disparu de mon champ de vision. Il revient vers moi. Papa c'est quoi ça ? Tu les a trouvé où ? Qui t'as donné ça ? C'est Messi en personne, ton Dieu du stade. Il reste figé devant les billets comme face à un miracle. Des larmes se détachent de ses yeux et roulent sur ses joues : « Invitation pour deux personnes pour le match PSG-Manchester City, dimanche 7 mars 2020, 20h00, carré VIP ». Son jeune coeur est au bord de l'implosion. Le mien va bientôt rendre l'âme. Tel père tel fils, les chiens ne font pas des chats.

Les gambas sont translucides. Je les fais sauter dans la poêle avec de l'ail, du gros sel et du poivre noir. Elles se colorent et croustillent à vue d'oeil. J'ajoute les lanières de poivron jaune et rouge qui ont passé la nuit sous un film plastique dans le frigo à baigner dans l'huile d'olive et le safran. J'agite la poêle. Les poivrons sautent en l'air, dansent avec les gambas et retombent dans la poêle en crissant. Virgile est calé dans le canapé blanc italien en cuir grêlé Poltronesofa. Il fixe les billets posés sur la table basse. Ses yeux brillent. Il entend une clameur monter du jardin, se tourne vers la double fenêtre grande ouverte. L'arbitre principal entre sur la pelouse rasée à l'os hier par Margaux. Il tient dans les mains un ballon à carreaux jaunes et violets. Les deux arbitres de touche lui emboîtent le pas suivis de près par les joueurs des deux équipes qui tour-à-tour se signent, tournent leur visage vers le ciel et envoient un baiser à leur Dieu. Les joueurs du PSG sont en short et chaussettes bleu foncé, en maillot bleu et rouge, ceux de Manchester City, en short blanc, maillot et chaussettes bleu ciel. La caméra suspendue plonge sur le terrain, colle aux brins d'herbe en avançant à vive allure, s'approche des deux équipes plantées côte-à-côte au garde-à-vous, les trois arbitres au milieu, sérieux comme des papes. Le premier cadreur terrain fait un plan large sur l'équipe « Visiteurs », tandis que le second entame un travelling serré sur le visage de chaque joueur, s'attarde sur les stars de Manchester City, Kevin de Bruyne, Erling Haaland, Jack Grealish, puis sur celles du PSG, Neymar, Di Maria et le génie du ballon rond, Lionel Messi, ramassé comme un dribble de magicien dans la surface. Echange de fanions entre les deux capitaines sous les projecteurs plein pot, serrage de mains, capitaine-capitaine, capitaines-arbitres. Protocole terminé. La caméra Louma prend de la hauteur. L'arbitre principal convoque les deux capitaines. La pièce de un euro tourne dans l'air au ralenti. Manchester City gagne le tirage au sort. Serrage de mains. 0-0 la balle au centre. Engagement pour Paris. C'est parti pour 90 minutes endiablées avec changement de camp à la mi-temps.

C'est prêt, les gambas sont flambées au Pastis et gondolent de plaisir dans la poêle. Un bol de riz thaï, une poignée de tomates-cerise par personne. Après le dîner, je descends au sous-sol, attrape ma guitare folk, met le capodastre en barre quatre, joue les accords de « Here » du groupe Pavement de la main gauche, arpège les cordes de la main droite. Chaque jour je travaille un morceau dix minutes juste avant de me coucher pour que mon cerveau continue de jouer pendant que je dors. J'entends Virgile qui vient se coucher. Je lui laisse la buanderie avec le grand pieu et la télé pour qu'il regarde ses animés japonais sur Netflix. Comme tous les soirs il vient me faire un câlin, pose sa joue sur mon coeur pour vérifier qu'il bat, puis va dans la buanderie. Je me glisse sous la couette bleu foncé, éteins la lumière, croise les bras à la nuque et fixe l'ombre portée du lampadaire de la rue qui tremble au plafond et les papillons de nuit qui font leur dernière danse. J'aime quand tout est calme et que seules les voix tues font leur remuement calme. Demain je serai mort, deux fois de suite. Demain, Virgile, c'est ton anniversaire. Demain tu seras assis sur un banc du grand chapiteau bleu-nuit avec une barbe-à-papa dans une main, une pomme d'amour rouge sang dans l'autre et je défilerai devant toi sur la piste aux étoiles avec les clowns, les freaks, les soeurs siamoises, l'homme-tronc, le nain, la femme à barbe, les têtes-réduites, les têtes-plates, les têtes-cône, les sans-dents, tous les cabossés de la vie, et je tournerai dans la ronde des squelettes qui dansent et font craquer leurs os sous la claque du public et le rire des gosses. Demain, Virgile, c'est ton anniversaire. Demain, c'est le jour du seigneur ou du diable. Demain, je serai mort et tu ne le sauras pas.

*Jour J : Dimanche 10
mai 2020 / Systole et
diastole* [1]

Ça m'était venu comme ça du fond de la nuit, une drôle de douleur au thorax qui m'avait chopé par le colbac et plus desserré son étau jusqu'aux premiers piaillements du rouge-gorge et au balayage du deux-tons au plafond. Je parviens à me traîner jusqu'à l'escalier et à gravir les marches en bois qui mènent au rez-de-chaussée et à la cuisine américaine. J'ouvre le placard IKEA fixé au-dessus des plaques à induction, chope le mug orné de l'iris versicolore du Québec, encastre la capsule de Nespresso Robusta

---

[1] La phase du cycle pendant laquelle le muscle du myocarde qui se contracte est nommé « systole », celle pendant laquelle il se relâche, « diastole ».

Forte dans la machine à café qu'on s'était offert avec Margaux quand on en était encore à un partout et que tout ne s'était pas encore effondré de nos plans sur la comète. La première gorgée me troue la gorge. A la deuxième, le trou brûle. A la troisième, mes poumons prennent feu. Je repose le mug qui se renverse sur le plan de travail et dessine une flaque à la ligne claire. La douleur monte par paliers. Je pars en godille, titube, arrive au bas de l'escalier qui monte aux chambres des filles, appelle Margaux d'une voix atone et chevrotante, ondule, continue de griller du dedans, m'appuie sur une table trois pieds qui cède sous mon poids, tombe à genoux sur le parquet, me relève, me traîne jusqu'au canapé, me hisse et m'affale, me tourne sur le côté, me roule en position foetale. Qu'est-ce qu'il y a me fait Margaux ? Tape « douleur au thorax » sur Google, vite ! Elle s'exécute et me dit qu'elle ne trouve rien de probant. Je bouge les doigts des mains. Ils fourmillent. Je ne les sens presque plus. Au bout d'un quart d'heure Margaux se résout à faire le 18, sûrement pour ne pas que je crève sous ses yeux comme un pauvre clébard et avoir à tricoter une légende pour Virgile et Vania qui, plus tard, pourraient mettre en doute sa version des faits et lui en vouloir de n'avoir pas fait tout son possible pour sauver leur petit papa chéri.

Ça ne s'était pas fait d'un seul coup. C'était monté en tension crescendo pendant quelques jours, et soudain ça avait serré la cage thoracique à mort. Je ressentais maintenant par à-coups successifs ce même genre de décharge électrique qui m'avait secoué la couenne, parcouru l'échine et fait bouillir le sang un jour de brume matinale tandis qu'en culotte courte j'avais saisi à pleines mains le fil électrique qui entourait le champ derrière la maison de vacances que mon père nous louait trois semaines au mois d'août chaque été dans le fin fond du Finistère Nord.

En ce jour du 10 mai 2020, jour du seigneur ou du diable, va savoir, moi, l'homme sans qualité du bureau 115 du 11e étage de la tour de verre et d'acier de la Sodegim, j'avais été pris à la gorge par quelque chose ramené direct du pays des morts, parce que je ne vois pas d'autre endroit d'où pareille chose aurait pu surgir, ou alors c'était qu'un Dieu vicelard et pervers avait voulu que je le prie face contre terre, les bras en croix et couché sur le ventre jusqu'à mon dernier souffle.

La lumière bleu lagon balaye le plafond du salon comme une marée d'équinoxe. Deux hommes bien bâtis et une jeune femme s'approchent de moi d'un pas vif et déterminé. Le plus âgé m'interroge comme si j'avais commis une infraction de catégorie C, mais en guise de réponse n'a droit de ma part qu'à un borborygme incompréhensible. Margaux me fixe d'une drôle de façon comme si j'étais passé derrière l'écran et que je lui étais soudain devenu totalement étranger. C'était dans les premiers jours de mai que déjà l'air se chargeait de l'odeur ivre et piquante des glycines.

Les hommes en rouge

Je suis dans le gaz. La jeune femme accroupie me crie dessus et me donne des gifles. Ça ne me fait rien du tout. Ça me fait même sourire. Enfin je crois, je ne me vois pas sourire mais je sais que je souris, parce que sourire ça ne s'invente pas, t'as les zygomatiques qui tirent en arrière toute la façade et tu sens l'étirement et le plaisir particulier qu'il procure.

Elle me prend la main, m'ordonne de la serrer. Mais rien, aucune réaction. Je le vois bien qu'elle appuie sur la chair de ma main, mais celle-ci s'enfonce, molle, innervée. Je ne peux pas bouger un cil. Le plus âgé des deux hommes ouvre ma paupière droite avec son index et son pouce et balaye mon fonds d'oeil de coups de torche intempestifs tandis que l'autre homme me fait une prise de sang et que la jeune femme me plante une piqûre dans le coeur qui me fait bondir, percer la mer des nuages, traverser le ciel, gagner la nuée, rester en suspens dans l'air noir plein d'étoiles où je ne trouve ni Dieux ni diables, puis retomber de tout le poids de mon corps sans nerfs sur le canapé blanc. MONSIEUR, MONSIEUR, MONSIEUR, VOUS M'ENTENDEZ… Quelques grumeaux inaudibles sortent de ma bouche tordue à la commissure gauche. Elle fait signe aux deux hommes que c'est plié, qu'il faut maintenant qu'on y aille, sans traîner. Ils me prennent par les épaules, me tirent jusqu'au camion comme une carcasse sans vie, m'aident à franchir les marches métalliques, me font m'allonger sur un brancard, me déplacent et m'ordonnent de n'effectuer plus aucun mouvement, m'enroulent dans une toile de plastique orange qui pèse une tonne, m'attachent bien serré par trois sangles. C'est pour les dos-d'âne qu'ils me disent. Les larmes me viennent. Les larmes te viennent quand tu sens que tu vas mourrir, que c'est maintenant que ça se passe, là tout de suite maintenant. Je sens que je ne reverrai plus Vania et Virgile. Le coeur serré je fais signe à Margaux d'embrasser les enfants. Je sens à peine la larme qui se détache de ma joue et qui roule dans mon cou. Il fait encore nuit. Les portes du camion rouge se referment. On part, bille en tête. Ma fin est proche. J'en suis réduit à ma nature animale. Je ne suis plus un homme, rien qu'un morceau de barbaque en sursis. Quelque chose sans visage fait de racines et de paille s'est accroché à la porte du camion rouge et attend je ne sais quoi pour entrer, peut-être que je me mette à redevenir un homme et à flipper ma race. La jeune femme me tient le crachoir comme si de rien n'était, cherchant à me distraire de ce qui m'attend par des anecdotes sans intérêt sur sa vie de couple qui me renvoient aussitôt à la mienne avec Margaux quelques années plus tôt quand on n'en n'était qu'au début de notre idylle qui forçait nos zygomatique à l'écartement maximal. Ça marche. J'oublie l'archétype jungien qui s'impatiente dehors au cul du camion, crinière au vent, et qui passe son regard à deux trous à travers le hublot. L'infirmière est jeune, un peu ronde, drôle, plutôt jolie. Trois ou quatre dos-d'âne, nous somment aux urgences de l'hôpital de Poissy. Les choses sérieuses commencent.

Les femmes en bleu

Lors d'un arrêt cardiaque, chaque minute qui passe obère tes chances de survie de 10%.

« En ce jour du Seigneur, le troisième d'entre les morts, ils priaient, et, penchés sur sa carcasse qui descendait dans la fosse dans une boîte en sapin rivetée d'une croix en fer, ils pensaient qu'il avait dû quand même se prendre une bonne gamelle pour en arriver-là, pas du genre à se rouler par terre en geignant et en crachant des noms d'oiseaux, non, plutôt un truc du genre à plus pouvoir se relever du tout, le coeur en vrac, bouche B, mâché de l'âme et du corps comme un BB, invalidé catégorie 1, banni

des hommes et de Dieu. » (Lettre d'un apôtre inconnu aux Ephésiens)

Les portes arrière de la camionnette rouge s'ouvrent sur le panneau URGENCES. Il fait encore nuit. Je grelotte. Les deux pompiers descendent le brancard, le déplient et nous voilà partis en trinôme dans un long couloir à la Shining flashé par la scansion épileptique des néons que vient éteindre l'archétype hirsute qui court au plafond. Pas d'autre bruit que le bruit des portes battantes percutées de plein fouet et le sifflement des roues sur le lino. Une roue bat de l'aile. Elle ne siffle pas comme les autres. Elle trébuche, sursaute, se remet dans l'axe. Quelque chose cloche. Quelque chose dysfonctionne. Je suis entre la vie et la mort. C'est doux comme sensation. Aucune douleur au thorax. Elle a disparu. Totalement. Ils ont dû me mettre ce qu'il fallait dans le coffre pour la faire taire. Vais-je y rester et finir en bâtonnet de poisson pané Cap'tain Igloo dans un congélateur à porte carré en alu brossé aligné à côté des autres bâtonnets de colin. Virgile et Vania doivent dormir encore, rêvant de mangas et d'animés japonais, de dragons cracheurs de feu, d'ados rebelles aux pouvoirs surnaturels. L'un d'eux pourrait facilement me soulever de terre et m'emmener faire un tour dans les étoiles. J'ai toujours cru aux rêves des gosses, sans doute parce que les miens ont été massacrés, hachés menu. C'était ma mission sur terre de préserver l'intégrité des rêves de mes gosses. J'ai fait ce que j'ai pu avec ce que j'avais sous la main pour les sauver. Maintenant que je ne suis plus qu'un morceau de viande avarié bientôt faisandé et déjà sentant le Maroilles et l'Époisses, la charge s'inverse, c'est à eux de veiller sur mes rêves de gosse foulés au pied dans leur élan, pour pas qu'ils ne s'échappent, qu'on les piège, qu'on les capture et qu'on les torde.

On cogne encore deux portes battantes et on stoppe net. Ils m'administrent un remède de cheval. Je plane. Une nuée de blouses bleues me scrute comme une vache d'abattoir. L'archétype est accroché au plafond. Il balance son visage de gauche à droite et inversement comme une marée. Sa tignasse de paille et de lianes balaye mon visage. Pas sûr que ce soit par bienveillance. Sûr que c'est pour m'avertir du projet funeste qu'il a pour moi. Je veux le signaler au staff médical mais mes mots s'emmêlent, explosent en feux d'artifice, retombent en gerbes d'étincelles, s'éteignent en pluies de cendres. Un masque à oxygène tombe du plafond. PNC aux portes, vérification opposée. L'une des blouses bleues se penche sur moi et me glisse à l'oreille quelque chose d'inaudible qui bien être, ne vous inquiétez pas, Monsieur Coper, ce que vous voyez n'est que le produit de votre esprit halluciné placé sous oxygène actif. Premier arrêt cardiaque. Je sombre dans un sommeil profond. Le choc électrique à 150 joules me ramène direct du pays des morts par la peau du cou. Ils ont rattrapé mon âme au moment où elle s'échappait et montait au plafond, l'ont forcé à redescendre et à réinvestir mon corps. Ils savent ça, les réanimateurs, ils voient bien quand l'âme se détache du corps et qu'elle veut monter au plafond. Ils nomment ça « phénomène de décarnation », « acte de décorporation », « défibrillation externe », « retour au pays des Dieux » ou encore tout un tas d'expressions similaires. Trois blouses bleues se penchent sur moi, me reniflent. Au loin, j'entends « Staying alive » des Bee Gees qui marque le rythme des pressions exercées par les paumes en croix posées sur mon torse qui enfoncent mon sternum de cinq centimètres et forcent mon coeur en grève à reprendre le job pour lequel il est payé. Les mots du réanimateur se déforment et tombent de sa bouche, MONSIEUR ? MONSIEUR ! VOUS M'ENTENDEZ, VOUS ÊTES AVEC NOUS !! … MONSIEUR ! MONSIEUR !, REVENEZ PARMIS NOUS !!! Réponse en confettis. On le perd encore, adrénaline à 1 gramme 5, séries de 30 massages, french kiss sans la langue. Mon coeur n'est plus qu'un sac de frappe. Ils ont collé un carré de plastique violet sous mon sein gauche, un autre au niveau de mon sternum et entre chaque série de trente massages m'envoient un choc électrique à 200 joules, six en tout. Tendue à mort, ma peau est prise de tremblements. Gonflée à bloc, ma poitrine se cabre, se soulève, retombe en poids mort. Ko technique. Pertes de conscience, fondus enchaînés, jour/noir/jour/noir, purgatoire, paradis, enfer, masque à oxygène, gaz frais sucré qui coule dans mes veines. Le manège dure dix minutes. Après je ne me souviens plus de rien, mais le printemps avait continué de fleurir dans mon dos. Ça se sentait au parfum lourd des glycines qui grimpaient le long de la façade du service réa par grappes indigènes et rebelles. Après m'avoir tiré des bras durs de la veuve noire, ils me conduisent dans une chambre froide où je me mets à trembler de la tête aux pieds comme une feuille épileptique. Je leur demande pourquoi il fait si froid alors que c'est le printemps, si c'est normal, s'il n'y a pas une fenêtre ouverte, s'ils n'ont pas oublié de régler la facture de chauffage, mais rien ne sort de ma bouche pâteuse qu'une infâme bouillie, qu'un salmigondis indigeste.

On roule maintenant sous les tirets du 6 qui grésillent et de l'archétype qui s'est calé sur notre allure et se déplace à l'envers au plafond. On arrive dans une salle où il fait un froid de canard. Je grelotte. J'entends une bouche qui demande à une oreille si c'est normal que je tremble comme une feuille, si ça n'est pas inquiétant, et de l'oreille qui lui répond que oui, que c'est normal, et que donc non, qu'il n'y a rien d'inquiétant à avoir. Je suis en sidération mais conscient de tout. Une sorte de bathyscaphe des hauts-fonds tourne lentement autour de moi comme un cachalot blanc. Un homme tient mon poignet. Il me parle lentement. Il est flou mais j'entends nettement sa voix. Monsieur, ça va piquer un peu, et en effet il ne m'a pas trompé sur la marchandise, la douleur est aigüe comme 10 piqûres de frelons asiatiques simultanées. Aussitôt je sens quelque chose passer dans l'artère radiale de mon poignet droit et remonter le long de la paroi jusqu'au poumon droit puis bifurquer d'un coup à gauche. Le cardiologue fixe l'écran. Il ressort le tuyau, fixe un ballonnet au bout et le rerentre. Une fois à l'intérieur, il gonfle le ballonnet avec une pompe à air, puis, l'artère dilatée, il remplace le ballonnet par un Stent en polyuréthane hyper résistant, le genre de matos utilisé pour fabriquer les joints des fusées lunaires. Rebelote pour le second Stent, cette fois dans la coronaire droite. Après l'opération, une infirmière enroule un bandage hyper-serré autour de mon poignet droit. Je perds conscience, me réveille en homme-tuyaux hérissé de tentacules et de capteurs. On vient de me poser deux ressorts dans les veines. Le sang y circule maintenant à toute blinde comme un fleuve en furie. Je sens ses courants contraires qui s'enroulent et se déroulent. Ne manquent plus que les cris des perroquets, la mangrove en ébullition, les buissons ardents et la rumeur des chutes. Je suis l'homme augmenté qui vaut trois centimes de milliards. Direction l'Unité de Soins Intensifs Cardio (USIC). A l'USIC, je sombre à nouveau. Massages trente pressions, deux insufflations, piqûres de Cordarone et d'adrénaline, chocs électriques à 200 joules -Normalement ils y vont par paliers de 150 à 350 joules, mais là, ils y mettent le paquet dès le départ à cause de la fibrillation, le degré le plus haut sur l'échelle des arrêts cardiaques. Ils parviennent à me tirer du néant au bout de dix minutes d'écrasement du thorax, de french kiss et de décharges électriques à faire danser un mort. Dans le coltar je me mets à délirer. Mes mots s'emmêlent. Masque à oxygène, PNC aux portes, adrénaline, Bee Gees. Les paumes de la cardiologue du service appuient sur mon torse qui fait un bruit d'accordéon crevé.

Ses yeux en amande noir de mars me fixent comme s'ils fixaient un mort. Le réanimateur qui se tient près de la bouteille d'oxygène claque des doigts pour me faire revenir à la surface. Rien. Aucune réaction. Masque à oxygène. Je ne suis plus là, pas loin, juste au-dessus, collé au plafond avec l'archétype. Il lui suffirait de tourner le regard au réanimateur, mais non, il reste focalisé sur mon corps inerte qui, ni tout à fait le mien ni tout à fait un autre, reste cloué au sol avec la ronde des blouses bleues qui lui tournent autour. A l'USIC ils sont habitués. Ils savent bien que c'est au corps de faire le job d'aller rechercher l'âme par la peau des fesses. C'est pourquoi ils tentent de faire repartir le coeur sans quoi l'âme orpheline entrera dans un processus de dégradation et d'auto-destruction irréversible et ne sera plus qu'une nappe gazeuse en suspens au-dessus de lui qui glissera au plafond, cherchant une porte de sortie vers le ciel ou l'enfer. Tout se joue-là du sort d'un Homme en une poignée de secondes.

Une lutte à mort a commencé entre les réas de l'équipe USIC et l'archétype pour me rattacher l'âme au corps avant qu'elle ne se barre en coup de vent par un conduit d'aération. D'où leur agitation frénétique. On ne meurt pas si on n'est pas séparé. Les âmes peuvent changer de corps. Les corps, eux, ne peuvent pas changer d'âme sans risquer d'y laisser la peau.

Au réveil, je suis allongé sur un lit à roulettes que deux brancardiers maousse-costauds poussent dans un couloir sans fin aux virages en épingle. On débarque en réa. Ils me laissent seul dans la pénombre. Il faut maintenant que je me remette. On me trimballe de service en service depuis 6h30 où on martyrise mon coeur. Je dois reprendre des forces pour affronter la suite des réjouissances. Une infirmière me rend visite toutes les vingt minutes environ, puis toutes les heures. Je vois dans ses yeux le tréfonds de l'humanité qui n'a plus rien à chercher comme reflet d'elle dans mes yeux de bientôt mort. Ça me monte direct aux glandes lacrymales. Je suis hypersensible, moi, comme Virgile. Faut pas pousser très loin pour que je me mette à chialer comme une madeleine. Le lendemain, une vilaine cicatrice marque au fer rouge mon ventricule gauche. Bilan des courses : 20% de nécrose, mais aucune séquelle décelée au cerveau, apriori. Le chef de service se tient à mon chevet. C'est grave docteur ? Ça dépend. Ça dépend de quoi ? Ça dépend de vous. Le cardiologue ressort de la chambre. Je me relève sur mes coudes enroulé dans une nappe en Formica blanc à poids bleus, un Y en plastique en guise de tuba planté dans les narines. Je fais un rapide tour du propriétaire, constate que je suis couvert de ventouses reliées à des tuyaux fixés dans mes veines de la tête aux pieds. Ils ont bandé un cataplasme autour de mon poignet droit devenu violet tellement ils l'ont serré pour empêcher que le trou par lequel ils ont passé les deux Stents tout à l'heure ne se débouche et que le sang ne se mette à gicler par spasmes convulsifs, ce qui ferait désordre dans cette chambre passée au kärcher et à l'eau de javel. Un nombre s'affiche sur le moniteur sous un éclair bleu qui défile à l'horizontal avec des sautes d'humeurs régulières.

Toutes les quinze minutes le brassard du potensiomètre se déclenche et me serre le biceps droit. La pression augmente une dizaine de secondes puis se relâche par paliers. Je me redresse sur mes coudes, grimaçant, penche la tête sur mon torse, vois les deux rectangles rouges, l'un placé sous le sein gauche, l'autre positionné près du sternum, qui brillent dans la pénombre. Je passe mon index sur les brûlures et suis leur couture à vif. Vous avez maintenant un coeur augmenté me glisse à l'oreille la cardiologue brune à faible poitrine qui vient de débarquer. Même s'il est nécrosé à 20%, avec ce qu'on vous a mis dans le cornet, vous en avez facile pour 10 ans de rab. Pour l'heure tout est stable. Pas de signe inquiétant. On vous garde en observation. Si tout va bien, dans quelques jours vous pourrez sortir. Smiley. Après la bonne nouvelle, deux brancardiers me transfèrent de l'Unité de Soins Intensifs en cardio. Une infirmière blonde à la Botero déboule de nulle part et de nulle part c'est du couloir blanc où tout est repeint en blanc du sol au plafond jusqu'aux extincteurs, me tend un verre d'eau et trois émoticones hilares et attend devant moi les bras croisés. Elle ne bougera pas d'un poil tant que je n'aurais pas gobé ses Smarties défoncés. Elle sourie, passe sur moi. Son décolleté est invraisemblable. Sous sa blouse entrouverte l'enfer, deux ogives nucléaires à longue portée menacent mon intégrité. Sous les ogives, deux balconnets dissuasifs à liserés blancs et gris contiennent la menace. Ses aisselles dégagent une odeur piquante. Elle débranche un tuyau de mon torse, déscotche quelques capteurs de mes bras, défait le cataplasme de mon poignet droit qui passe presqu'aussitôt de violet à couleur chair. Mon coeur est à bout de souffle. Il boite méchamment du côté droit, ruisselle de coulées de lave en fusion. Il veut bomber le torse mais se rétracte aussitôt sous l'impact du choc post-traumatique et rentre aussitôt dans sa coquille. Chaque jour c'est le même manège : L'infirmière débarque en fin de matinée pour me gaver d'anticoagulants, de bêtabloquants, d'inhibiteurs calciques et de dérivés nitrés pour augmenter l'irrigation et l'oxygénation du sang et ralentir le rythme du cœur, anti-agréger les plaques d'athérome qui, sur un coup de tête, pourraient se détacher des artères coronaires, les obturer et former un caillot létal. Ma vie ne tient qu'à un fil. Ce qui change du jour précédent du jour suivant, seulement le vernis criard des ongles de l'infirmière qui passe du bleu au rouge, du rouge au noir, du noir à la voie lactée.

Dès qu'elle sort, je me mets à jacter tout seul pour voir où vont mes mots. Ce matin, quand mes cordes vocales se sont mises à vibrer, que mes amygdales se sont mises à grelotter, que ma bouche s'est entrouverte, que mes lèvres ont tremblé, que ma langue a claqué contre mon palais, ça n'était qu'une bouillie informe qui en était sorti. J'ai cru devenir fou,. Musèle un Homme il devient fou. Les mots qui ne sortent pas des bouches tels que le cerveau les a conçu font des bombes à fragmentation qui incendient tout le corps.

L'infirmière s'approche. Ne vous inquiétez pas Monsieur Coper, ça va revenir petit à petit, le cerveau n'a pratiquement pas été touché. Il n'en n'a pas eu le temps parce qu'on vous avez été pris en charge tout de suite alors que vous étiez en « low flow » et pas en « no flow », sinon vous seriez dans un sale état à cette heure ou en train de geler en bas au sous-sol. Vous êtes arrivé chez nous juste à temps. Ça s'est joué à ça. Votre « low flow » a duré dix minutes. Vous avez eu beaucoup de chance Monsieur Coper, ça n'est pas toujours le cas. Tiens, tout à l'heure par exemple, pendant que vous dormiez à poings fermés, un homme encore jeune est passé dans le service. Il était fortement alcoolisé. Il a fait un infarctus dans le couloir, là, juste devant votre porte. On n'a rien pu faire, il était en « no flow ». C'est triste, vous ne trouvez pas ? Je veux lui dire que oui je trouve ça triste, mais de ma gueule tordue ne sort que des bombes à fragmentation multiple. Je lui sourie. Je ne comprends rien à ce que vous me dites me fait-elle, me tendant une ardoise et une craie. J'écris : C'est quoi votre prénom ? Maryline, répond-elle. Ça vous va bien Maryline. Ah je vois que vous avez repris vos esprits Monsieur Coper, m'adressant un clin d'oeil. Si vous avez besoin de quoi que ce soit, appuyez sur le bouton rouge de la télécommande. A tout à l'heure Monsieur Coper. Reposez-vous bien et ménagez votre coeur côté fantasmes, me fait-elle en se retournant, en se déhanchant et en se dirigeant vers la porte avec ses guiboles de défilé de mode. Vision miraculeuse qui me poursuit longtemps après que la porte se soit refermée. Je sais à nouveau pourquoi j'aimais tant le coeur de Margaux, pourquoi j'aime tant le coeur des femmes, parce qu'ils saignent, parce qu'ils cognent dans nos poitrines comme des tambours longtemps après qu'elles sont parties.

Ici le temps est une pâte molle qui colle à la peau et qui s'étire sans rupture entre le jour et la nuit, seulement réglé par l'ouverture de la porte d'entrée toutes les heures et l'apparition de l'infirmière à lunettes-papillon, mini-blouse blanche, coiffe de none et grosse croix rouge sur le front, pour vérifier que le sang qui coule dans mes veines maintenant à l'allure d'un fleuve rimbaldien ne forme de caillots et ne provoque un AVC ou une embolie pulmonaire juste avant les chutes qui grondent comme un requiem, dans le fond. Plantée dans <u>ses escarpins noirs et brillants à semelles rouge sang</u>, l'infirmière me sourie, jette un coup d'oeil au manomètre, règle le goutte-à-goutte de la potence et sort en relevant sa blouse de quelques centimètres. Accentuant sa démarche en chaloupe, elle fait cligner ses cils longs comme les blés, gonfle ses lèvres pulpeuses et souffle sur sa paume dans ma direction.

Toujours le même théâtre en blanc et rouge. Je revois cette photo du tournage d'un film dans le désert des Mojave où Maryline Monroe, cadrée en plan américain, riant aux éclats, lève ses bras circonflexes devant un panneau rouillé qui grince, ses boucles blondes au carré accrochant les nuages, son rire ultrabright enflammant mes rêves de survivant. Elle a les yeux fermés. Elle est aux anges. Un motel dans le fond. Un vieil homme assis fume et sirote une canette de bière. A ses pieds noirs de crasse, d'autres canettes, froissées. Planté dans la prairie un gosse et son chien maigre à trois pattes s'appuie sur une échasse mangée par les vers à bois. Il me regarde plein de bruits et de fureur, serre le poing de rage contre les Dieux et les cyclones. Il porte un badge où est écrit « Benjy Compson » et un mot imprononçable, « Yoknapatawpha », au cas où il se perde, sans doute le nom du bled paumé où il crèche. Je tourne la tête vers la fenêtre. Un vol d'étourneaux fait sa marée dans le ciel. Je me rendors et me réveille à nouveau, relève mon buste et mes jambes, pivote sur mes fesses et me retrouve assis sur le lit face à la fenêtre où un homme-pieuvre en robe Formica assis sur un lit couvert de ventouses et de sangles me fait face. Dans son dos, un drap noir troué d'étoiles. Il fait un peu froid. Rien le droit de manger et de boire. Juste le droit de briller dans la nuit comme une méduse des hauts-fonds. Je fixe le ciel noir et bleu. La nuit est là. Je ne l'ai pas vu venir Elle ne m'a pas vu venir. Pour cette fois on est quitte. Jusqu'à la récidive. Sans rancune.

Le lendemain on me transfère en Cardio, dernière marche avant la sortie. Les deux brancardiers me déposent dans le pieu d'une vaste pièce inondée de lumière et tournent les talons. Pas du genre chambre du docteur Gachet, la piaule, le ciel s'y déverse sans retenue, cogne le plafond, rebondit sur le lino, frappe le mur, enflamme la reprographie d'un tableau de Van Gogh, « Nuit étoilée ». Sensation d'être lavé, résurrectionné, nouveau-né débranché, nettoyé puis passé au grille-pain. Une jeune femme entre dans la chambre. C'est un vrai hall de gare ici. Elle est rousse et tient un dépliant sous le bras. Elle fait les cent pas, s'arrête devant moi, lève le menton, ferme les yeux et va s'assoir en Amazone sur le côté du lit ou elle rebondit sur son arrière-train généreux. Elle me sourie. Bonjour Monsieur Coper, comment-allez-vous ce matin ? Je me présente -elle me tend la main, Emilie

Stanford, médecin-cheffe de l'unité Cardio. Bon tout va bien, l'opération est un succès. Toutes les mesures sont au beau fixe. Vous pourrez sortir dans deux ou trois jours maximum. Mais si vous ne voulez pas nous revoir de sitôt, il va vous falloir adopter dorénavant un mode de vie quasi-monastique. Fini les cigarettes, oublié le sel, plus de sucre, une heure de marche par jour, une nourriture saine à base de poisson et de légumes. Mais tout ça, on va vous l'expliquer au centre de rééducation. Elle me laisse sa brochure, me fait un grand sourire et tourne les talons. Qu'est-ce qu'elles ont toutes avec leurs déhanchés ! Ou c'est qu'un verrou a sauté dans le fond de mon crâne et que toutes les femmes qui passent dans mon champ de vision maintenant exacerbent mes sens et font monter dangereusement mon taux de testostérone.

On m'apporte un plateau-repas, le premier

depuis le bouillon-cube d'hier soir. Au menu : cabillaud, haricots verts, riz, yaourt blanc 0%, compote de pommes allégée sans sucres ajoutés. Un vrai festin pour moi qui ne me suis rien enfilé de solide depuis trois jours. Je prends le temps de déguster chaque met du festin. J'allume la télé, zappe sur BFM, CNEWS, LCI, France Info. Dans un sens, dans l'autre. Covid en-veux-tu-en-voilà. Des spécialistes, presque tous des hommes, parlent avec des mots savants auxquels je ne capte rien mais qui ont un effet soporifique certain sur ma vigilance. Ça leur donne un statut, une assise, une crédibilité, aux experts, d'endormir les gens. Moi je suis un bon paroissien, alors je crois dur comme fer -si je mens je vais en enfer- en la docte parole des blouses blanches et des prêtres -entre la crédibilité et la foi y'a pas l'épaisseur d'une feuille de papier à cigarette-. Ils justifient leurs émoluments en meublant le temps qu'il leur est imparti de discours éloquents, verbeux, vides de sens. Les journaleux orchestrent la valse des intervenants, leur coupant la parole sans vergogne pour lancer les coupures pub. Je fais semblant d'y croire, de boire leurs paroles sacrées, parce que c'est clamé avec assurance, et parce que je viens de frôler la mort. Alors à cette heure où les JT ne cessent de tourner en boucle, toute parole humaine quelle qu'elle soit me réconforte. Je suis prêt à croire à n'importe quelle fadaise du moment qu'elle sorte avec autorité de la bouche d'une blouse blanche. Dieu est mort, pas ses apôtres qui, après s'être affranchis du pouvoir des évangiles, prolifèrent et se repaissent de son cadavre. Ils ont tué le père et pris le pouvoir sur nos âmes. Ils diffusent leur propagande par les porte-voix des chaînes d'info continue. Ce ronronnement insipide agit sur moi comme un somnifère puissant. Je tombe dans les bras de Morphée. Certains membres de ma famille ont prié toute la nuit pour mon âme qu'ils ont pensé défunte. Ils ont fait dire une messe pour elle, ont invoqué les saints des quatre hémisphères. Ils ont même voulu m'envoyer leur émissaire en soutane avec sa croix autour du cou, celui qui prépare les âmes au grand voyage en ascenseur pour la mer des nuages. Mais je vais très bien merci. Mon âme est bien accrochée à mon coeur et ne danse pas le sabbat au plafond aux bras de l'archétype hirsute.

Je me rappelle de Leila, de nos nuits endiablées où plus rien n'avait de sens que nos sueurs mêlées et nos ruades pleines de rage et de cris primals, que nos coups de reins intempestifs contre le toit du ciel. Je monte, je descends, je fais du yoyo. Mon âme refuse de se détacher de mon corps. Plus tard, un jour, ils m'enverront l'émissaire de leur Dieu pour m'apposer les mains et me tendre sa croix ensanglantée, m'asperger d'eau bénite à la volée, mais il se tiendra à l'orée de la chambre. J'interdirai qu'il entre. Je ne suis pas mourant, je le redis. Juste un peu groggy, c'est tout.

Jusque là on ne m'avait donné que des lingettes, un pistolet à urine et un bac à vidange. Maintenant je peux aller librement aux chiottes et prendre une douche avec ma potence. Je me pose sur le trône. Sur la droite une glace grandeur nature. Je suis l'homme assis sur le trône en robe Formica avec un coeur en berne qui cogne contre sa cage. J'ai une sale gueule. Une barbe de seul au monde. Je me torche, me relève du trône et prends une douche. Je danse avec ma potence sous la pluie qui siffle « Gnossienne No.1 » d'Eric Satie. Potence, tu ne m'as pas pendu, potence, tu m'as sauvé. Je me regarde à nouveau dans la glace. Je danse avec ma potence et mes tuyaux. Je ressors de la douche. Il m'ont remis un sac poubelle avec mes fringues de vivant. Je vais m'asseoir avec mon amie la potence sur un siège en sky couleur mastic. J'allume la télé. BFM, CNews, LCI, BaBa, toujours leurs mêmes singeries débitées en tranches. On voit bien qu'ils ne sont pas revenus du pays des mort, sinon ils cesseraient leurs pitreries sur le champ, ou c'est parce qu'ils savent qu'ils vont mourrir et que les sabots fourchus de Belzébuth, ses cornes, et sa queue acérée comme un fer de lance, sa petite barbichette et son oeil sardonique les attend qu'ils font leurs grimaces à la Jérôme Bosch, patientant l'enfer.

Je finis par m'endormir comme un BB. Le lendemain, Margaux vient me chercher vers midi. J'ai l'impression d'être un condamné gracié pour bonne conduite. Je me fringue, chope le sac poubelle noir, salue les équipes de la réa, de l'USIC et de la cardio qui font une haie d'honneur dans le couloir et m'applaudissent comme un athlète de haut niveau qui serait revenu médaillé d'or des jeux olympiques de l'autre bout de la planète. Au bout, la cardio qui m'a sauvé la mise me dit Inchallah. Je lui sourie. On traverse le hall avec ses sièges en forme de haricot et on déboule dehors sur une vaste zone de béton ensoleillée où deux infirmières fument avec un patient cul nu en charlotte et potence. Je ferme les yeux et respire le ciel. Rien ne m'importe plus que de me sentir vivant.

Debout et marche

Début avril Margaux me conduit à l'hôpital de Poissy pour la seconde fois. On me fout dans une chambre avec un commercial spécialisé en viande de porc, un mec jovial et rigolo. Quand tu t'approches de la mort tout te fait gondoler, on l'a bien compris tous les deux. Demain dès l'aube quand sonnera l'hallali et qu'on nous donnera l'ordre de passage dans la file d'attente des éclopés, c'est sûr on fera moins les marioles. La nuit est longue et douce. Les étoiles entrent par la fenêtre, se collent au plafond et sur les murs, s'allument une-à-une. Quand tu vas mourrir tu retrouves ta chambre de gosse où tu fomentais des rêves pour t'élever dans le ciel de nuit avec

Peter Pan et la fée clochette et t'envoler vers des archipels peuplés d'unijambistes et de requins-tigres. Les Dieux ne réparent pas les hommes blessés. Ils s'en séparent et en tirent de nouveaux de leurs flancs boueux. Ils ne leurs font même pas un bras d'honneur. Ils n'en n'ont rien à foutre. Ils s'ennuient et pour tuer le temps se penchent au balcon de la mer des nuages et les matent s'entredévorer et s'aimer à l'envers. Puis ils vont se reposer sur la couche des nuages, les mains croisées à la nuque, la barbe fleurie, un brin de paille coincé dans la gueule, matant plus haut l'univers en expansion de leur propre inutilité.

Dans son sommeil j'entends mon voisin qui doit rêver d'un vol groupé de côtes de porc et d'échines dans le ciel. Ça s'entend à ses grognements proches de ceux du porc. Dans la nuit je vais pisser cul nul en blouse Formica avec la potence que je tire comme une sorte d'excroissance du nombril et du ventre. A l'aube, on nous donne notre ordre de passage dans la file de ceux qui vont passer sur le billard. Je suis en tête de gondole. Le commercial en viande de porc est inscrit en queue de peloton. Il m'avoue un peu stressé qu'il a des Stents dans le buffet depuis un paquet d'années, qu'ils sont presque tous bouchés et qu'il espère qu'ils vont pouvoir en insérer d'autres plus petits à l'intérieur. Mais plus tard, un cardio débarque et lui fait comprendre qu'il y a peu de chance que ce soit possible et qu'il va sans doute devoir lui faire un pontage, mais qu'il attend encore les résultats des examens sanguins. Le commercial en viande de porc devient livide. Sa bonne humeur se transforme soudain en angoisse existentielle quand il commence à comprendre qu'on va sans doute devoir lui ouvrir le buffet à la scie égoïne comme une carcasse de porc en partant du centre et le scier d'avant en arrière en dessinant une sorte de demi-sphère crantée qui va faire balancier entre le haut et le bas du corps et faire gicler le sang sur les blouses bleues, et quand ce sera bien ouvert, que tout sera repeint au rouge vif du sol au plafond, qu'on va écarter sa carcasse en deux avec une sorte de vérin hydraulique très puissant que les flics utilisent pour ouvrir les portes blindées récalcitrantes, et qu'il va rester un moment comme ça, ouvert, à l'étal, le temps qu'ils fassent les jonctions et les noeuds marins avec ses coronaires ensuquées, lui, le négociateur en côtes de porc gominé en costume moutarde, les joues rosées, le pif à la Bukovski, qui n'a connu que le sang des porcs à l'atelier « Etourdissement-égorgement », le bourre-pif dans les fêtes de village sous les guirlandes d'ampoules rouges, jaunes et bleues, s'en foutant raz-la-gueule de boustifaille dans les restos-route, et du pinard aussi, du gros rouge qui tâche, les rognons et les pommes-frites à la rissole roulés dans la graisse de porc quand il arpentait sa Normandie natale de long en large, de client en client, avec son book en papier glacé plein de photos de morceaux de porc disposées sur le siège du mort, du bocage aux falaises d'Etretat et jusqu'aux grandes plages de galets, et qu'il s'en grillait une en fin de journée face à la mer assis sur un blockhaus rongé par le temps et les embruns, et qu'il balayait la ligne de l'horizon qui séparait le gris de la mer du gris du ciel sans penser à rien. Maintenant que sa carcasse est ouverte à l'étal, il regrette, il prie son Dieu du vin, de la bonne chère et de la rondeur des femmes, que s'il en ressort debout sur ses deux guiboles, il s'efforcera de vivre ce qu'il lui reste de jours et de nuits comme un moine cistercien, il le jure, et tandis que les blouses bleues les gants rouges de sang farfouilleront dans sa barbaque, et que le cardio rafistolera ses coronaires, son coeur comme une bête débusquée, suffoquant à l'air libre, en sueur, les yeux exorbités, à moitié éteint mais encore puissant, boursouflé de veines bleues, tamponné de tumeurs rouge, à battre comme un damné, et qu'ensuite ils refermeront sa cage et qu'ils recoudront ses côtes avec du fil d'acier galvanisé pour maintenir la force exercée par son thorax, et qu'il aura cette putain de cicatrice rouge au milieu du corps avec des traces d'agrafes de chaque côté comme une route américaine lancée comme un coup de fouet rageur dans le désert des Mojave.

Assis sur son pieu comme un condamné, il me regarde partir pour la salle d'opération. La proximité de la mort l'effraie. Ça se voit. Il ne verse pas de larmes. Il accepte son sort. Il consent. T'ouvrir le thorax en deux comme une écrevisse ça te fait marrer toi !

Essaye un peu pour voir ! Sûr, faut pas manger jamais de viande de porc, jamais, plus jamais. Les deux brancardiers maousses costauds qui me poussent dans le couloir font mine de s'embrouiller. On entre dans l'ascenseur pour l'échafaud. Ils appuient sur le 3. Je leur dis que je les prends tous les deux quand ils veulent. Ils me répondent qu'ils mangent pas de ce pain-là. On se marre. Les portes s'ouvrent. On sort de l'ascenseur. Ils me poussent jusque dans un sas où je patiente l'éternité. Une infirmière passe me voir, me susurre à l'oreille que je vais devoir patienter l'éternité + 1. Vient mon tour. Deux blouses bleues turquoises me font entrer dans la salle, positionnent le chariot au milieu de la pièce éclairée en douche par une ampoule de la taille d'un ballon de foot, le bloquent avec les freins à pieds, m'enroulent un pansement sur le poignet droit comme la première fois, le serrent à mort, m'attachent la main droite comme si elles allaient me la couper. L'une des deux femmes au regard bleu océan s'approche de moi. Elle me parle gentiment et me sourie. Je la reconnais. Elle était là à la première opération. Elles me laissent seul dans la pièce. Je les vois à quelques mètres éclairées en contre-plongée derrière une baie vitrée. Je suis comme un poisson dans un aquarium sans eau. Il y a un homme avec elles. Il entre dans la salle et va s'asseoir à deux mètres de moi derrière une épaisse bâche en plastique transparente -j'apprendrai plus tard que c'était pour se protéger des radiations émises par le produit irradiant qu'il m'aura inoculé et qui aura eu pour effet d'illuminer le réseau de mes veines comme en plein jour-. Je le reconnais, c'est le cardio qui m'a opéré la première fois. Sur l'écran j'identifie la plaque d'athérome qui menace de boucher la coronaire gauche.

L'Institut

Ils ont signé pour moi, pour cinq semaines de rééducation à l'Institut de Réadaptation Cardiaque de Poissy.

Tous les jours à 9H30 pétantes le taxi de Monsieur Gendron ronronne devant ma porte. Ponctuel Monsieur Gendron, une vraie montre suisse. Appuyé contre le toit de sa berline, il s'en grille une en matant le ciel bleu marine. J'entre en scène en tenue de sport, une serviette jetée sur l'épaule, une bouteille d'eau à la main. J'ai l'impression d'être un ministre avec chauffeur de maître. Monsieur Gendron jette son mégot, l'écrase sur le bitume et nous voilà partis pour l'Institut de rééducation. On passe le nouveau quartier de la Grande Ceinture en pleine métamorphose avec ses immeubles bourgeois en construction et ses petites mains à la tâche, ses bruits stridents de disqueuses et de perceuses. On entre dans la forêt. On longe le tramway en travaux qui fait une sacrée saignée dans la forêt de Saint-Germain en Laye au grand dam des associations de riverains et des défenseurs de la nature qui sont déjà là à faire le pied de grue avec leurs pancartes et leurs slogans post soixante-huitards, avant de se faire déloger manu militari tout à l'heure, une fois sur deux par la Nationale, une fois sur deux par les gros bras de la Municipale de la Communauté de Communes des Bords de Seine. Le poignet de Monsieur Gendron est posé sur le volant. Ses yeux sont gonflés de routine et d'alcool. A l'entrée de chaque travée, un sac en plastique est attaché à une branche. Là c'est les nigériennes, ici les ukrainiennes, là les mineures albanaises, qu'il me fait, Monsieur Gendron, les yeux rivés sur la perspective de la route.

Au centre de rééducation, il n'y a que des hommes stentés et pontagés. Les pontagés, tu les reconnais à la cicatrice qui fend leur torse de haut en bas. Avec la marque des agrafes ça fait comme une échelle qui descend du cou au sternum. L'un d'eux, juché sur un gros ballon orange, les bras écartés, veut conserver l'équilibre. Il porte un pacemaker et n'attend plus la greffe du coeur qui pourrait encore le sauver mais qui ne viendra plus depuis que le Covid a stoppé net tout élan de générosité et interdit l'espace aérien aux avions en provenance de l'étranger. L'homme est brillant, couturé de partout, scié du torse et de l'âme, farci de Stents. Il regarde par la fenêtre le manège des chevaux qui se cabrent, sourie comme un gosse. Sa vie n'a plus de sens. Elle ne tient qu'à un fil. Il vient tous les jours au centre depuis un paquet d'années faire du vélo d'appartement. Il ne nourrit plus aucun espoir mais garde le sourire. Il est vif et drôle. Il a le regard de Virgile, horizontal et plongeant. On grimpe sur nos vélos électriques. On passe le tensiomètre autour de nos biceps. Chaque vélo est attribué à un patient pour la durée du séjour. Tout le monde est en place. C'est parti pour une demi-heure de faux-plats et de côtes flottantes. Les deux infirmières scrutent les écrans et augmentent la cadence. Les côtes accentuent nos angles d'attaque. Je suis à la peine. Je sue de la tête aux pieds. Je me courbe, je me penche, me mets en position de danseuse. Je force sur mes cuisses, mâchoire crispée, mollets en feu. Ma tête balance de gauche à droite. Mes mains dérapent sur le volant. Après l'effort et la sueur vient le temps de la relaxation. On entre dans une salle capitonnée à moitié plongée dans le noir aux vitres fermées par des volets mi-clos. On s'allonge sur des sièges à bascule. On s'endort. On entend bientôt le ronflement des infarctés du myocarde qui racle sa misère. Au bout d'une heure, Miss Ratched se tient sur le pas de la porte et nous réveille d'une voix de maman massante et autoritaire. On se lève. On passe du liquide antigénique sur le dos et les bras de nos fauteuils couleur mastic. On la suit en file indienne, tête basse, serviette jetée sur l'épaule, bouteille d'eau à la main. C'est au tour des exercices d'effort et d'équilibre auxquels participe une jolie infirmière qui se joint à nous pour garder la forme et arrondir ses angles en prévision du soleil et des plages nous confie-t-elle. En fin de séance, on a droit à un atelier diététique. Sucre, sel, hygiène alimentaire. On fait semblant d'écouter. En vrai, à la mine déconfite des convives, on s'en fout royal. On veut juste jouir avant d'y laisser la peau. Mais certains ridicules qui croient encore qu'ils sont éternels tendent l'oreille et prêtent attention aux schémas que la jeune femme diététicienne à lunettes dessine sur le paperboard. Plutôt que d'accepter leur sort de cadavre ambulant sur cette boule de terre qui ne veut plus d'eux, certains infarctés veulent encore croire dur comme fer à l'éternité promise. Ceux-là ils respecteront à la lettre le protocole des lendemains qui chantent jusqu'à en crever. Il est midi, c'est fini, ceux qui ont failli mourrir te saluent, Dieu de la sueur et du mérite. C'est les autres qui morflent et qui nous plaignent, ceux qui restent, nous on est bien entre éclopés, on s'envoie des blagues d'écoliers et on se marre.

Coups de Klaxon de Monsieur Gendron. Je descends les escaliers, salue mes frères couturés, m'engouffre dans la berline. On double une caisse électrique en forme de cube conduite par un vieil homme. On traverse la forêt dans l'autre sens. Il a plu tout à l'heure. Les sacs en plastique ont disparu. Je regarde le ciel. Monsieur Gendron s'allume une clope, pose son poignet droit sur le volant de cuir, laisse pendre son bras gauche par la fenêtre, fait tourner sa clope entre son index et son pouce, la tapote régulièrement avec son majeur pour faire tomber une cendre imaginaire. Monsieur Gendron fixe la route détrempée, jette un coup d'oeil au rétro et me demande si j'ai une idée de ce que les pontagés ont interdiction de faire pendant au moins deux mois, le temps que leurs côtes se ressoudent ? Je suis muet comme une carpe, hausse les épaules, tourne les paumes vers le ciel et fait une mimique interrogative. Ben la seule activité qu'il ne peuvent pratiquer pendant deux mois, c'est la conduite, pour ne pas que le mouvement de compas qu'ils auraient à exercer sur le volant ne tire sur la couture et ne fasse sauter leurs agrafes comme des boutons de chemise. Il me regarde dans le rétro avec un petit rictus sadique. Toujours le mot pour rire Monsieur Gendron ! Toujours, faut bien vous détendre un peu, vous, les survivants !

On est arrivé. Monsieur Gendron me dépose au pied de la meulière. Il me tend le formulaire de prise en charge de la course par la sécu et un bic trois couleurs : 60 € la prestation. Un formulaire à l'aller, un au retour, au cas où le client infarcté dans l'intervalle y aurait laissé la peau. La sécu veille au grain, qu'il me fait, faut pas rigoler avec elle. Ils en ont chopé plus d'un qui entravait la loi et ont fait sauter leur licence. Quand tu vois combien ça coûte une licence de taxi, ben tu y réfléchis à deux fois avant de vouloir entuber l'Etat. A demain Monsieur Coper, pour la der des ders. A demain Monsieur Gendron, cinq semaines à pédaler dans le vide ça va comme ça. Demain je vous donnerai quelques pieds de tomates et des plants de menthe forte pour votre dame.

Comme tous les jours à 9h25 tapantes, le taxi de Monsieur Gendron ronronne devant le portail. Monsieur Gendron fait les cent pas en tirant sur sa cancéreuse. Dès qu'il me voit il fait le tour de la caisse et m'ouvre la porte arrière. Bonjour Monsieur Coper, vous allez bien ce matin ? Bonjour Monsieur Gendron, pas si mal, et vous ? Bof, avec ma femme c'est chaud en ce moment. Avec la mienne c'est chaud tout le temps, si vous saviez. Vous êtes marié Monsieur Coper ? Oui, depuis dix ans. Moi j'ai tenu un quart de siècle. Maintenant c'est plus pareil. On se pète au nez pour se saluer et on s'excuse même pas, comme si c'était une chose normale après 25 ans de vie commune. C'est sûr, le charme s'est fait la malle depuis un bon bout de temps. On se permet tout. C'est comme si la digue du respect et de la dignité avait sauté. Je crois que c'est parce qu'on est devenu invisible à l'autre, vous ne croyez pas, Monsieur Coper

? Ben nous, on fait chambre à part avec Madame, ça nous évite ce genre de désagréments. Ah au fait, tenez Monsieur Gendron, j'ai vos pieds de tomate et vos racines de menthe forte. Ah merci Monsieur Coper, c'est ma femme qui va être contente ! Elle va sûrement péter en l'air en sautant de joie.

On démarre, on quitte la ville et on s'enfonce dans la forêt. Les rails du futur tramway sont déjà posés. Ils brillent dans le soleil neuf. C'est moderne et admirable de technologie mais ça fait comme une morsure dans le paysage. A un carrefour, un Caterpillar charte de la terre meuble. Les écolos et les babacools d'hier sont déjà sur le pont. Ils brandissent des pancartes gondolées sur lesquels bavent des slogans d'un autre temps. Il y a de tout, des vieux, des chevelus, des barbus, d'anciens toxicos, des gourous en sari, des femmes enceintes qui dansent avec des clochettes aux chevilles et des cymbales aux poignets, d'autres qui caressent des tambours tibétains. Il y a même un aveugle qui frappe avec sa canne contre sa pancarte écrite en braille. On bifurque sur la droite. Dans le rétro, une poignée de communiants à genoux les bras en croix défient le tracto-pelle qui, furieux qu'on tente d'entraver sa progression industrielle, souffle de la fumée noire par les naseaux et gratte le sol, la mâchoire grande ouverte prête à mordre au hasard dans la piétaille qui lui fait front. Demain, ça fera les choux gras du journal local « Les saintgermanois parlent aux saintgerminois » à la rubrique « Faits divers au Printemps » qui change de nom tous les trois mois, une trouvaille du rédac chef qui n'est pas n'importe qui, qui à fait Science Po, je l'ai lu un jour à la rubrique « Chiens évités de justesse ».

On arrive à l'Institut. En contre-bas, quatre cavaliers bombés débourrent des chevaux.

Une fille en moumoute sans manches, fuseau et bottes en cuir laisse traîner son fouet d'entraînement qu'elle fait régulièrement claquer dans l'air d'un geste autoritaire. Les chevaux tournent au trot en levée. Ils se tiennent à carreau, opinent du chef. Manifestement ils savent à quoi s'en tenir avec la dompteuse, n'ignorant pas qu'elle pourrait changer d'humeur en une fraction de secondes s'il leur prenait l'idée de ne pas lui obéir au doigt et à l'oeil. Miss Rachet me dit que tout ça c'est bientôt fini pour moi. Que c'est aujourd'hui que je les quitte. Je la regarde, opine du chef à mon tour et enfourche mon vélo d'appartement pour la dernière fois. Les poings vissés aux hanches, l'infirmière fronce les sourcils : Allez les gars, au boulot, du nerf que diable pour la der des der, faites honneur au partant ! Je veux entendre le roulement à bille de vos chaînes et voir les gouttes de sueur perler sur vos fronts d'infarctés. Oui, elle était comme ça, notre Miss Rachet à nous, rigolarde et parfois franchement paillarde à force de fréquenter nos bobines de raccommodés du coeur qui n'en n'avaient plus rien à foutre de rien. Parce que oui, quand t'es passé par où on est passé, tu ne peux plus croire au théâtre de boulevard des gens en bonne santé. Mais ce serait mentir que nier qu'on était quand même une bonne tripotée à loucher sévère sur ses pastèques proéminentes.

Rémission

C'est l'heure. Assis dans sa berline rutilante, le coude à l'air, Monsieur Gendron tire sur sa cancéreuse. Je lui ai déjà dit plusieurs fois d'arrêter sinon un de ces jours c'est lui qui se fera trimbaler en taxi. Je lève ma carcasse des marches, jette ma serviette sur l'épaule, serre tour à tour la pogne de l'hindou cordonnier au rire explosif, celle du directeur d'agence immobilière ex-champion de karaté Kyokushinkaï au sourire narquois, celle du vieil homme qui rendrait jalouse la créature de Frankenstein tant on lui a recousu de fois le torse de long en large. Au centre il nous exhibait ses cicatrices comme autant de trophées glanés sur le théâtre des opérations, nous décrivant par le menu ses faits de guerre, à la pause relaxation, énumérant ses actes de bravoure quand son coeur le lâchait et qu'il devait se battre à mains nues avec la grande faucheuse tandis qu'on l'opérait à coeur ouvert, puis qu'on lui refermait la cage avec une agrafeuse industrielle semi-automatique dont il entendait dans ses rêves lucides le clic-clac régulier des balles traçantes qui lui tirait les zygomatiques en arrière-toute. Il était fier d'être un immortel, Monsieur Gendron. Tout ce que je lui souhaite c'est de trouver un coeur vaillant de disponible.

Je grimpe dans le taxi, jette un dernier coup d'oeil aux patients assis en quinconce sur les marches du centre. On se salue avec quelques grelots dans la gorge comme une bande de vieux potes qu'ont traversé les épreuves du temps. On passe devant le champ de course. Un cheval retord se cabre devant sa maîtresse qui fait claquer son fouet dans l'air comme un lasso. On traverse la forêt. Les sacs plastiques sont de retour. Une averse, ils s'envolent. Une accalmie, ils redescendent. Toujours la même chorégraphie des corps hachés-menu. Une merco gris métallisée stationne à l'entrée de l'allée des mineures albanaises. Deux hommes ventripotents couverts de tatouages, chemise grande ouverte, sont assis sur la calandre de la merco. Ils tirent sur leur cigarette et font tinter leurs doigts cerclés d'or. Ils attendent que les gamines aient fini leur tour de passe-passe pour encaisser la donne me dit Monsieur Gendron, qui ralentissant et arrivant à leur niveau, descend la vitre de la place du mort et s'adresse à eux dans une langue inconnue en des termes peu élogieux vu l'état de leur gueule déconfite. Méfiants, les deux gars restent à distance. Monsieur Gendron sort un révolver de la boîte à gants, les braque puis se barre en leur faisant un bras d'honneur. Ben Monsieur Gendron, je ne vous savais comme ça. Je suis impressionné. Il me dit que Gendron c'est pas son vrai nom, que son vrai nom c'est Vladim, et qu'avant, dans une autre vie, il appartenait au clan des « Voleurs dans la Loi », la tristement célèbre caste criminelle des « Vory » connue pour son mode opératoire d'une extrême violence et qui prend racine dans le Sud-caucasien où elle se partage un pouvoir hégémonique avec l'Eglise orthodoxe et le système dirigeant en place, tous deux corrompus jusqu'à la moelle. Pendant le reste du trajet, Vladim me parle de Damanissi, son village natal, un petit bourg de 3 000 habitants situé au sud-ouest de Tbilissi, la capitale géorgienne, connu pour son site préhistorique inscrit au Patrimoine mondial de l'Unesco et qui voit régulièrement s'affronter les communautés azéries et géorgiennes dans une lutte fratricide. Vladim me parle avec nostalgie de ce petit pays aux multiples coutures sous le ciel délavé, stigmates des guerres intestines que se livrent les familles entre elles depuis la nuit des temps. Il me dit qu'on ne quitte pas le clan des « Vory » autrement que par la mort, et qu'il en a fréquenté tout un tas de salopards dans le genre qu'on vient de croiser, des enfoirés qui s'adonnent au traffic d'armes, aux kidnapping et à toutes sortes de méfaits. Je lui demande comment ils s'y prennent pour enlever les gamines. Il me dit que l'extrême pauvreté est le terreau de leur business, que certaines familles leur vendent leurs filles contre des biffetons et la promesse qu'ils leur trouveront un job en France, en Italie, en Allemagne. Mais arrivées en Europe, ils les séquestrent, leur confisquent leur passeport et les dressent en les enfermant dans des studios où ils les battent et les violent tour-à-tour pendant des jours jusqu'à ce qu'elles deviennent des chiennes obéissantes qui lèchent la paume de leurs mains. Et qu'ensuite ils les mettent sur le trottoir jusqu'à ce qu'elles aient remboursé leur dette qui est censée correspondre aux frais qu'ils ont engagé pour les faire passer en Europe de l'Ouest au nez et à la barbe des douaniers, mais qu'en fait elles sont pieds et poings liés à leur Mac jusqu'à ce que celui-ci décide de les revendre à un autre Mac ou de les libérer, ce qui n'arrive jamais, de mémoire de prostituée, ou alors dans un trou de terre au fond d'un bois ou comme un sac plastique déchiré qui danse dans le ciel. Je lui demande presque pour déconner s'il peut me trouver un flingue comme le sien pour revenir leur faire la peau. Il me dit qu'il peut me vendre le sien, qu'il en a un autre, qu'il peut même m'accompagner un de ces quatre, si je veux. Il sort de sa voiture, me donne sa carte de visite, tapote sur son paquet de Lucky, me le tend, me tend son briquet. Appelez-moi pour l'arme. On reste comme ça un moment appuyé contre sa caisse dos à la maison à tirer sur nos clopes et à fixer la bande de ciel bleu de Klein qui tient à la verticale entre les deux barres d'immeubles et forme un T avec le toit du ciel.

Je suis assis sur le tabouret jaune fluo de la cuisine américaine devant une assiette de poisson cuit à la vapeur et de légumes croquants que Margaux a cuisiné pour le déjeuner. Depuis « l'incident », faut dire qu'elle me chouchoute. Elle a du coeur quand même, Margaux, j'en conviens, je n'en n'ai jamais douté, mais je ne suis pas dupe, ça n'aura qu'un temps l'accalmie, l'orage reviendra bientôt taper du pied sur le toit du monde et cracher ses éclairs sur nos gueules enfarinées. Le coeur ensemble c'est cramé depuis longtemps, il n'en reste que des lambeaux qui s'accrochent comme il peuvent à nos souvenirs, pour ce qu'il en reste. Il reviendra nous hanter, avec ses craquements et ses zébrures, j'en suis sûr, chacun de notre côté, jusqu'à l'éparpillement de nos âmes, parce que nos gosses nous rappelleront toujours l'autre partie d'eux de chacun de nous qui nous est inconnue. Mais là, pour l'heure, on est encore en plein dans le trauma collectif qui vient de secouer nos peaux de misère, sauf celles de nos gosses, que Margaux a cherché a préserver en leur balançant une histoire à dormir debout comme quoi je serais allé à l'hôpital passer une série d'examens de routine, que c'est sans danger, que c'est l'histoire de quelques jours tout au plus avant que je ne revienne à la maison les serrer dans mes bras, que je les embrasse fort et que je leur dis de bien travailler au collège. Foutaises, fadaises, conneries ! Putain, je n'aime pas quand on ment à ses gosses. Si j'y avais laissé la peau, qu'est-ce qu'elle leur aurait dit pour sauver la sienne, hein ! Si ça n'avait tenu qu'à moi, je leur aurais sorti moi mes quatre vérités, j'aurais foutu ma peau sur la table. Mais Margaux m'a coupé l'herbe sous le pied et s'est chargée de leur construire un joli conte de fées avec un joli ruban bleu. C'est ses putains de mensonges qui ont fini par ronger notre couple à l'os. Dans la famille je suis le premier à être revenu du pays des morts. Ça laissera des traces dans le coeur de mes frères et soeurs. Dans une fratrie le premier qui tire sa révérence, surtout si c'est pas le plus vieux, c'est un coup de massue sur la tête des autres. Ça te ramène direct à ta propre finitude. Jusqu'ici t'étais immortel, mais là quand ton p'tit frère va passer l'arme à gauche tu te sens comme une noix prise en étau. Ça te ramène direct à ta nature d'Homme, à ta carcasse, à ton montage d'os, ça chamboule tout ce en quoi tu croyais. Eh oui on va tous y passer, maintenant t'en es sûr, grâce à ton frangin, sympa le cadet !

Après le déjeuner où avec Margaux on n'a échangé que des banalités du quotidien, je monte à l'étage prendre une douche puis redescends aussi sec au sous-sol qui ressemble plus à un sas de décompression qu'à un lieu de vie, mais où je suis bien, isolé de l'agitation frénétique du reste du monde, au calme, au frais, sans autres sollicitations que le chant des pious-pious et le passage deux fois par jour d'un chat boiteux « n'a qu'un oeil » qu'une vilaine cicatrice vient fendre la gueule en deux et qui reste planté devant la baie vitrée à mater ma pauvre loque comme un sphinx. Chaque jour je dois prendre mes médocs, cinq le matin, un à midi, deux le soir. Le cardio a réduit la dose. Avant c'était dix.

Je me retrouve seul à la maison du matin au soir sans autre autre injonction que rester en vie et faire une heure de marche par jour. Ma journée s'organise ainsi : réveil tardif, étirements, ouverture des volets, café-clope, re café-clope, visionnage des séries Mindhunter, Human Bomb, True Détective saison un, The Wire et Les sopranos sur Netflix que je me repasse en boucle tellement le reste m'est devenu insipide. La plupart du temps je me retrouve allongé dans l'ombre fraîche de la buanderie, les mains croisées à la nuque, le regard aimanté par l'écran cathodique. Pas si mal d'avoir frôlé la mort, je me dis, entre deux épisodes où je sors cramer une clope assis sur la dernière marche de l'escalier qui donne derrière la maison sur l'oranger odorifère qui a tellement gonflé qu'il interdit maintenant presque l'accès au jardin. Ça n'est pas trop qu'elles en ont quelque chose à foutre de moi, les instances décisionnaires, c'est juste que mon statut a changé et que je suis passé du statut de salarié pressé comme un citron à celui de grand blessé du coeur invalide catégorie 1 ou 2, ils n'ont pas encore tranché. Mais si j'y laissais la peau ça arrangerait bien du monde, de Margaux qui toucherait la prime d'assurance-vie, à la Sodegim qui arrêterait de me verser un salaire, en passant par la mutuelle qui ne serait plus dans l'obligation de l'abonder, à la sécu, qui serait alors dispensée de me créditer d'un bon paquet d'indemnités journalières.

Un survivant infarcté ça coûte un bras à la collectivité à s'en occuper. Mais ils ne peuvent pas y couper, l'Etat ayant classé l'infarctus du myocarde médaille d'argent dans la liste des trente maladies d'Affection Longue Durée (ALD) juste après les Accidents Vasculaires Cérébraux, médaille d'or, et juste avant le cancer, médaille de bronze. Suivent, avec les félicitations du jury, sensible au principe de Coubertin, « L'essentiel c'est de participer », les maladies chroniques actives du foie, les diabètes de type 1 et 2, la lèpre, la maladie de Parkinson, la Mucoviscidose, la paraplégie, les psychoses en tous genres, les troubles graves de la personnalité, les altérations de la conscience, l'aliénation mentale, la maladie de Crohn, la sclérose en plaques, et même ceux qui ne dorment que d'un oeil à cause des rêves lucides qu'ils font dans leur sommeil -Ceux-là, tu les reconnais aux poches énormes qu'ils trimbalent sous leurs yeux-. Pour ces trente nominées, les soins, exorbitants, sont couverts à 100% par la sécu, avec un arrêt de travail de trois années max sans possibilités pour l'employeur de les virer, mais contraint de leurs verser l'intégralité de leur salaire, sauf faisceau convergent de trois causes majeures, faute de quoi ce serait considéré comme discriminatoire : L'entreprise est en difficulté financière au point de devoir mettre la clef sous la porte, ils occupent des postes stratégiques pour la bonne marche de la boîte, lorsqu'ils sont parti à l'horizontal, ils étaient en conflit ouvert avec leur direction.

Côté soins prohibitifs, rien que le cardiologue, à 90 € la séance de vingt minutes, ça n'est pas rien. Il peut bien nouer son pull Shetland autour du cou et porter des mocassins en cuir à glands sans chaussettes, il en jette avec son pantacourt d'où ruissellent les euros. Pourquoi ceux qui ne portent pas de chaussettes ont un pull noué autour du cou ? Ça c'est une vraie question, une question existentielle, une question majeure. C'est le fric mon pote, le fric et rien d'autre. La médecine, cette merde, comme disait l'autre réprouvé du siècle N-1.

Les mois défilent. On m'a banni du sytème socio-économique et forcé chaque jour un peu plus à rentrer dans la peau d'un prototype d'homme d'intérieur qu'il est coutumier de voir dans les pays d'Europe du Nord, mais pas chez nous, où c'est une honte.

Malgré tout Margaux semble apprécier que je fasse les courses et la bouffe, que je range et remplisse le lave-vaisselle, que je nettoie le plan de travail et passe un coup de balai dans la cuisine et les escaliers, que j'arrose le potager, que je sorte les déchets verts, que je répare les ampoules et les fuites d'eau, que j'aille faire réviser la Fiat Punto, que je passe à la pharmacie, à La Poste, à la librairie récupérer les commandes de livres pour les gosses, j'en passe et des meilleures. Elle ne s'occupe plus du tout des lessives, et moi j'y ai pris goût, quand, assis sur un tabouret trois pieds, les coudes posés sur les genoux à l'image du Penseur de Rodin, quoi que moi, je ne pense à rien, clope au bec, barbe en papier de verre à gros grains face à l'oeil du judas du cube blanc qui fait son écume, qui tremble et qui vibromasse nos fringues toutes en même temps, sans s'exclure, je regarde avec tendresse notre petite famille réconciliée par nos peaux sales brassées/lavées/essorées programme 3 tous textiles danser dans le savon et la mousse. J'y vois nos peaux y tourner au ralenti, puis à vitesse supersonique. Ça me donne le tournis. Une heure quinze plus tard j'ouvre l'oeil du Judas, fous nos peaux propres et humides dans le bac à linge, monte les escaliers, traverse le salon qui craque sous mes pieds, sors par la porte de derrière qui donne sur un escalier en béton, passe devant l'oranger qui enfle de jour en jour et qu'il va falloir bientôt que je dégrossisse au sécateur, contourne l'oranger et vais étendre les fringues sur les quatre fils à linge qui courent le long du mur. Vers le soir quand la chaleur commence à descendre, je les ramasse, dépose le bac à linge au RDC devant l'escalier qui monte aux étages, redescends au sous-sol avec une deuxième fournée de fringues sales. On fait comme ça depuis des mois, sans paroles. On ne se parle presque plus. On se tolère. On se tient à distance. On mange, chacun de son côté. Tout le monde semble y trouver son compte. Tout se délite des liens et des usages, mais chacun semble avoir accepté ce coup du sort qui touche notre famille de plein fouet depuis des mois.

Depuis quelques temps nos engueulades se sont raréfiées. Quand on se croise maintenant, elle me mate d'une drôle de façon comme si je n'étais plus à ses yeux qu'une moitié d'homme, un être méprisable dont elle avait honte.

Pour Margot, un vrai bonhomme, c'est un truc solide, un homme des cavernes solidement arcbouté sur ses deux jambes, macho, costaud, plein aux as, qui met ses bijoux de famille sur la table, qui n'aime rien tant que les grosses caisses, le foot, la bière fraîche, la charcuterie, les pizzas, le barbecue du dimanche avec ses potes tandis que les femmes se prélassent au bord de la piscine en forme de haricot blanc, pour elles suprême symbole de la réussite économique et sociale, tandis que les hommes descendent les binouses à la queue-leu-leu et sortent leurs blagues de potaches à deux balles devant les grillades des saucisses dont la peau frise à vue d'oeil, et qui passe ses congés d'été dans un mas rénové tout confort entouré de champs de lavande qui font leur remuement calme et libèrent leur senteur, d'où sourd le chant paradoxal des cigales qu'on appelle « cymbalisation », un son très puissant que le mâle-cigale libère en faisant vibrer son abdomen dont le ventre pratiquement vide sert de caisse de résonance et parvient jusque sur les pierres plates qui bordent la piscine en forme de béluga géant et qui montent jusqu'à la terrasse abritée par l'extension du toit de tuiles, et qui vont jusqu'aux pieds micro-fracturés par les frisotis de l'eau turquoise à 26 degrés des gosses hilares, avec, si possible, un peu de vent dans les cyprès pour annoncer le Sirocco du soir à tout le pays, et qui descend vers la mer par paliers de rizières asséchées jusqu'à l'auguste incise au couteau d'un Vincent halluciné dans la pâte bleue du ciel.

Mauvaise pioche, moi j'étais plutôt adepte des pulls en laine des moutons noirs des îles d'Aran à l'extrême Ouest de l'Irlande, et de la lande dépouillée du massif montagneux de la Bretagne occidentale fait d'un empilement de roches sédimentaires et métamorphiques datant du Paléozoïque, et qui marquent la limite des évêchés de Cornouaille et du Léon, les fameux Monts d'Arrée. Si tu rajoutes à ça, l'appel sauvage de la Flute traversière en bois et le bruit sourd du Bohdran, le kig a farz cuit au torchon d'Anne-Marie Kerlouane, les fest noz avec les korrigans dans le champs du vieux Ifig à la nuit tombée, les balades en solo sur le chemin des douaniers à mater le large en feu, t'as l'exact inverse de l'homme idéal pour Margaux. Elle aurait pu s'en soucier avant qu'on se foute la bague au doigt pour le pire et le pire, mais non, elle a fait semblant, elle a fait comme si. Si je devais résumer sa vie, je dirais : « A toujours voulu faire bonne figure. Dans l'ensemble y est parvenue. »

Avec le temps, nos engueulades se sont estompées. Vient un moment où tu n'as plus de raisons raisonnables de vouloir t'écharper. Chacun à gagné sa liberté intérieure. L'autre est devenu invisible, inaudible, et personne ne reviendra plus là-dessus.

Maintenant mon quotidien est posé sur des rails : dépôt de Virgile et Vania à 8h25 pétantes, pas aux portes du collège, non, au début de la rue pour pas que leurs potes ne m'aperçoivent et qu'ils croient que c'est leur grand-père, trop la honte ! C'est vrai que je les ai eu tard, mes gosses, et que j'ai plus la tête d'un croulant que d'un papa fringuant dans la force de l'âge. Après ça je rentre à la maison, nettoie le plan de travail en sifflotant « Jimmy » de Moriarty, vide le lave-vaisselle qu'on avait choisi ensemble avec Margaux il y a trois ans pour son silence de cathédrale, une machine N-1 de presque dernier cri dont on entend à peine le cliquetis infime de la machinerie montée sur coussins d'air, achetée au rayon blanc du Darty du coin, un putain de rayon clinique à la Orange Mécanique, sans âme et d'une violence inouïe par sa petite musique en spray d'ascenseur qui m'infuse encore l'âme quand j'y repense et dont je ne parvenais pas à identifier la source, ce qui m'avait rendu fou. Y'avait pas que la p'tite musique, c'était toute l'ambiance qui était étrange et déconcertante. Tandis que Margaux passait entre les deux rangées de cubes blancs sagement alignés pour décrypter les notices explicatives, notant à la virgule près les caractéristiques de chacun, un vigile en blaser bleu marine et pantalon gris au regard mauvais passait aux faubourgs, mains croisées au dos, muscles gonflés à l'hélium -Tout juste s'il ne se frappait pas la poitrine en soufflant, en sautant sur place et en tournant sur lui-même,-Quelle drôle de danse m'étais-je dis ! Le vigile tirait une gueule de trois kilomètres, nous suspectant de vouloir voler l'enseigne qui le payait si peu. Mais, ducon, comment veux-tu que je te le dérobe ton cube blanc, à vue d'oeil il pèse au moins trois ou quatre fois mon poids, je te le demande à toi, homme bêtement suspicieux ? C'est ce moment-là que choisit un jeune stagiaire à peine sorti de ses langes pour nous faire sa réclame. Le gosse portait des lunettes à triple-foyer posées sur l'arrête de son nez qu'il avait en trompette. Son visage, entièrement recouvert de boutons d'acné qu'il tentait de masquer par une crème couleur mastic, brillait sous l'enfilade des néons. Ses yeux luisaient comme deux bonbons héliotropes. Il avait les dents du bonheur et sa raie au milieu séparait son crâne plat en deux parties parfaitement symétriques qui tenaient par une tonne de gel. « Jerry » c'était marqué sur son badge juste en-dessous de « Darty - Rayon blanc ». Sous sa blouse de pharmacien, sa chemise à gros traits était boutonnée jusqu'à la glotte. Il me tendit sa pogne moite en demi-molle et sans os que je serrai comme une éponge et n'eut aucun mal à nous refourguer sa camelote au seuil de bruit insignifiant autour de laquelle Margaux tournait depuis un moment déjà et qui bénéficiait, aux dires du gosse, aujourd'hui seulement d'une remise exceptionnelle de 15%, et dont il ne restait en stock qu'un seul exemplaire tant le modèle avait rencontré de succès, et qu'ils avaient été littéralement dévalisés.

Retour au plancher des vaches. Le soir, quand Margaux rentre du taff, elle n'est jamais tranquille. Il faut toujours qu'elle speede, qu'elle enfile son jogging et son bonnet gris clair et fonce en vélo vers la salle de sport où des bonhommes Michelin cinquantenaires atrophiés du bulbe et à la barbe bien taillée l'attendent de pied ferme tandis que je prépare le repas qui la plupart du temps se résume à des raviolis au fromage de chez Lustucru, à quelques tomates-cerise du jardin et à une pomme Grany, à du raisin vert sans pépins ou à un yaourt aux fruits de chez Yoplait. Quand elle rentre du sport, Margaux ne s'empêche jamais de me faire des remarques désobligeantes sur ma paresse qu'elle prétend congénitale, arguant du fait que mon arrêt de travail comporte en bas de page, écrit en toutes lettres et en tout petit, la mention : « Par pénitence et pour te faire bien pardonner de l'antique félonie de tes congénères, tu feras tout ce que le système patriarcal nous impose depuis la nuit des temps, à savoir : Chaque putain de jour que fera ton Dieu, tu briqueras chaque putain de pièce de chaque putain d'étage jusqu'à ce que tes mains, rongées par la Javel hurlent par leurs paquets de nerfs à vif, cependant que ta propre femme érigée en homme partira tôt le matin, rentrera tard le soir, ira faire son sport et reviendra à la nuit tombée, prendra une bière dans le frigo qu'elle refermera d'un coup de mule et ira se foutre avec un paquet de chips mexicaines et une assiette de Guacamole devant un match de foot en rotant et en insultant l'arbitre, tandis qu'elle ne se sera pas préoccupé une seule seconde de savoir comment vont ses gosses, s'ils ont fait leurs devoirs, si leur cartable est prêt, s'ils ont pris une douche, s'ils ont diné à l'équilibre et s'ils se sont brossés les dents pendant trois minutes montre en main ».

Ça a tenu à peine un mois avant que j'envoie chier toutes leurs recommandations, au corps médical. Maintenant que j'ai repris l'alcool et la clope plein pot, que je bouffe toutes les cochonneries qui passent dans mon champ de vision, chips, grecs-frites-salade-tomate-oignons sauce algérienne, glaces, sodas, j'ai vite fait repris les dix kilos que j'avais perdu durant l'hospitalisation. Désormais et pour toujours je reste avachi pendant des heures devant les chaînes-info qui font leur ressac et me lavent le cerveau à grandes eaux. A chaque fois je me dis qu'ils vont finir par me surprendre avec des analyses et des commentaires imprévisibles, les journaleux, mais non, c'est tous les jours la même soupe tiède, insipide et sans goût qui nous est servie : météo avec ses soleils émôticones aux anges trop jaunes pour être honnêtes, nuages de bande dessinée à la ligne claire trop ronds et trop bien nourris pour être crédibles, chômage de masse, plein emploi des CSP+, discours politiques policés, effets de manche, 49/3, litanie des viols, des tueries de masse, des escroqueries en cols blancs, banlieues en feu, révoltes éstudiantines, coups de matraque intempestifs, bras d'honneur, insultes, barricades, mouvements de foule des gilets rouges, occupation des ZAD des gilets verts, pied de grue des gilets jaunes aux carrefours, vitres de banques, de compagnies d'assurance et de concessionnaires automobile brisées à coups de marteau, gaz lacrymo, éborgnements, mains arrachées, gueules cassées, valse des vies recluses au sortir des bars des sports, violences intra-familiales, accidents de la route, sport-business, Dieux du stade, icônes du cinéma, cour des riches et des puissants, cour des miracles, réseaux d'influence, entregent consentant, ça pourrait durer encore longtemps cette liste à la Prévert.

Après ça j'éprouve toujours le besoin de changer d'air et pars marcher en forêt. Je rejoins une clairière qui est à une demi-heure à pied, pose mon cul sur le ban, croise les jambes et tire sur ma cancéreuse face au chêne immense qui a dû connaître l'époque des dinosaures et des fougères géantes, je me dis, et puis je me prends à rêve de ma princesse marocaine quand on se voyait en douce dans une chambre d'hôtel miteux de Pigalle et qu'on se soudait toute la nuit en frenchkiss incendiaires sous les clins d'oeil indécents du néon tuberculeux. Je rentre à la maison avec le jour qui décline.

Si tu t'étais arrêté de fumer, de boire, contenté de mâcher de l'herbe crue, forcé à marcher à pied une heure par jour à bon rythme, à faire du vélo sur du faux-plat, à enchaîner les longueurs à la piscine au raz de l'eau, dans un sens en nage papillon, dans l'autre en dos crawlé, sûr que tu les aurais encore toutes tes chances d'échapper à la sentence des 10% de perte qui te pendent au nez. Mais stopper la clope, c'était trop dur, tu t'es construit avec la cigarette depuis tes 12 ans où tu piquais tes premières Royales Menthol dans le paquet de ton père posé sur le rebord de la bibliothèque du salon à côté de la lampe-éléphant en ivoire ramenée du Gabon, que vous alliez fumer en silence avec ton frère de deux ans plus âgé que toi en pyjama rayé accoudés au balcon dans le froid de l'hiver, grelottants, matant les toits des bagnoles du parking recouvertes de poudre jaune sous la lumière du lampadaire qui pleurait, et que tu voyais déjà ta vie et ce qu'il en restait comme une voltige de flocons dans l'air épais du soir. Ça finissait toujours que tu rentrais dans ta piaule, que tu te glissais sous la couverture du lit du bas, que tu te foutais la tête sous l'oreiller et que t'appuyais très fort avec tes mains de gosse pour tuer les cris du père sur la mère.

10 mars 2022. 6h30. Deux ans après l'accident cardiaque, le prélude op. 28 n° 4 en mi mineur de Chopin me tire du sommeil. Je me lève, enfile un boxer, un jean, une chemise noire, un pull en V, grimpe l'escalier dans la pénombre, la mâchoire limée au papier de verre, pousse la porte du sous-sol, tire sur la porte des chiottes, trouve l'interrupteur, ouvre la petite fenêtre qui donne sur l'oranger du jardin, qui, avec les premiers frimas s'est refermé sur lui-même comme une huitre, respire un grand coup l'air frigide du dehors, dézippe mon jean, vidange le pipeline, rerentre le matos, rezippe la fermeture, fait un quart-de-tour sur moi-même, ouvre le robinet qui goutte et couine, me rince les mains, repère ce léger renfoncement dans mon front, m'approche de la glace, me souviens que ma mère m'avait raconté qu'à la naissance j'avais ripé des mains de la sage-femme, cogné le

sol et glissé comme un poisson congelé, pousse la porte des chiottes, avance à tâtons dans le noir, prends sur la gauche, longe le plan de travail de la cuisine américaine qui commence à se décoller, choppe la bouilloire en alu brossé, la remplis d'eau, ouvre le placard turquoise en surplomb, choppe un sachet de thé noir Twinings of London Original English Breakfast 1706 médium corsé et équilibré, repars vers la gauche, tire deux tranches de pain de mie blanc italien sans croûte de la boîte en métal brossé London Pure Milk Co.ltd, ouvre le frigo défectueux avec le bol du pied, soulève le rabat de la porte, attrape la motte de beurre demi-sel de Guérande, choppe le pot de confiture de mirabelles « Saveurs de nos régions 65% de fruits » cuits au chaudron, prends la pince à épiler géante en bois de pin de Suède, retire les tranches de pain, les tartine, choisis le mug « Captain América », le mug « Quebec éternel » s'étant crashé au sol, retourne dans l'escalier du sous-sol, tâtonne, trouve l'interrupteur, descends au sous-sol, pose le plateau sur le bac à linge, allume la télé, zappe sur BFM, CNews, LCI, France Info, dans un sens puis dans l'autre, jusqu'à l'écoeurement, écoute d'une oreille distraite la litanie des infos qui tourne en boucle, remonte le plateau dans la cuisine, ouvre le lave-vaisselle, range les couverts et le mug, passe un coup d'éponge sur le plateau, le dépose dans l'égouttoir, sors de la cuisine, chausse mes Caterpillar basses increvables, vais vers le porte-manteaux bleu-clair accroché au mur, enfile mon nouveau blouson Célio bleu marine. Je ne porte qu'une seule marque de pompes depuis des années, des CAT basses. J'en ai deux paires, une de couleur brune, l'autre de couleur grise. Je les ai choisies pour deux raisons. La première, elles ont une coupe à la fois rurale et urbaine. L'autre raison c'est qu'elles résistent au temps. Elles sont quasi indestructibles, ont une semelle capable d'affronter les sols de toutes natures, mêmes de marcher sur des braises ou de l'acide à dessouder les corps-. J'embrasse Virgile -En fin de crise d'ado, Vania accepte maintenant de m'embrasser du bout des lèvres, trop la honte !-, ouvre la porte de la meulière, la referme en la claquant, descends les quatre marches en béton cellulaire qui commencent à se déchausser et où quelques petites touffes d'herbe ont pris pied, vais vers le garage, pousse le caddie du Lidl garé contre la carriole qui rouille depuis des mois à ciel ouvert, sors mon VTC du garage, ouvre le portail rouillé qui fait son bruit de chatte en chaleur en passe d'accoucher, enfourche mon vélo, pédale comme un dératé, change de plateau, change de vitesse, prends la piste cyclable qui longe la grande avenue calme où les hautes meulières à toit circonflexes règnent toujours en maîtresses absolues sur le temps, l'obligeant à plier l'échine et à stopper net, bifurque à gauche, prends à droite, dévalle la pente qui mène au souterrain, déboule dans le parking à vélos, cherche une place, tourne un moment, en trouve une, y range mon vélo, le bloque avec le U, ne chausse pas mon masque chirurgical, sors du parking, passe devant les boîtes aux lettres neuves, descends les escaliers qui ne puent plus l'urine mais un mélange d'eau de javel et de parfum de supermarché, traverse le hall du RER, vais vers le guichet, achète mon pass Navigo mensuel, au passage choppe le 10' qui a remplacé le 20', signe des temps, règle dans les quatre-vingt euros, dépose mon pass Navigo sur le lecteur optique, franchis le portillon, entre dans le flot des passagers, emprunte l'Escalator, ne trouve pas de place assise à l'arrière du RER, ouvre le 10', après la rubrique « nécro » pique du nez. Les stations s'enchainent : Le Peck, Le Vésinet, Chatou. On passe la Seine. Sur la gauche, au milieu du fleuve, l'autre partie de l'île arborée de grands ifs est prise dans le givre. Rueil, Nanterre U, Nanterre-Préfecture, La Défense, puis c'est le rush pour prendre l'Escalator qui remonte des entrailles de la terre avec toujours cette sale odeur de pneu cramé accrochée au ventre. Direction le T2 plein comme un oeuf où, posés à la verticale comme des poupées russes, on longe la Seine vers le Pont de Puteaux. Le jeune soleil d'hiver cogne nos yeux limés par l'usure et la perpétuité des jours sans fin. A la station Pont de Puteaux, je gravis les marches du quai. La sans-domicile-fixe et son chien maigre ont été effacés du paysage. Au milieu du pont, un cormoran posé en équilibre sur un pic planté dans la Seine attend la marée. Au loin la Tour Eiffel pourrait tenir entre le pouce et l'index. Sur le quai d'en face un drapeau patriote faseye comme un foc sur les parois d'argent liquide de la tour TF1. Je traverse le pont, tombe sur une fille très jolie accrochée à un lampadaire surmonté d'une sorte d'archétype hirsute ramassé sur lui-même. Prise de nausée et d'un vertige rotatoire, la gosse vacille et ne tient plus sur ses guiboles qui se mettent à faire du yo-yo et à danser le cha-cha-cha. Je l'aide à se relever. Prise d'un nystagmus (mouvement de secousse involontaire des yeux), elle me regarde bizarrement. Je lui demande si elle veux que je l'accompagne jusqu'où elle doit aller. Elle me fait signe qu'elle ne m'entend pas bien, mais me fait comprendre que ce n'est pas la peine de l'aider, qu'elle est coutumière du fait, que c'est dû au syndrome vestibulaire dont elle est la proie depuis l'enfance, que ça lui arrive à chaque fois qu'elle oublie de prendre ses antivertigineux et ses antiémétiques, qu'elle va rapidement recouvrer ses esprits. Elle tire de son sac une petite bouteille d'eau, fouille dans le fond, attrape deux pilules qu'elle avale, et tendit qu'elle se redresse et s'en va, oscillant et tanguant comme un oiseau blessé, l'archétype la regarde s'éloigner sans broncher. Je m'allume une cigarette, contemple les tours de verre et d'acier qui s'emmanchent les unes les autres sans pudeur comme des Rubixcube-Transformers-monochromes empilés jusqu'au ciel, fouille dans le fond de ma poche, tombe sur une carte de visite tordue, la déplie : « Monsieur Gendron, taxi toutes distances et autres sévices ». Je me dis qu'il faut que je le contacte pour qu'on aille buter ces deux fils de pute et délivrer les gamines de l'allée au sac plastique crevé.

Générique de fin

Margaux, la femme en or dure au mal qui a encaissé sans (trop) broncher les chocs post-traumatiques de mon infarctus et m'a concocté de bons p'tits plats au poisson cuit à la vapeur et aux légumes croquants,
Virgile, le gosse lunaire au semelles de vent, au coeur sensible et à l'âme détrempée, futur écrivain,
Vania, l'ado rebelle qui toujours se méfiera du ciel, et son coeur énorme,
Vladim, (Monsieur Gendron), ex-Voleur dans la Loi, et son coeur immense,
Suzy, la graphiste talentueuse et la metteuse en page rigoureuse, du coeur à

l'ouvrage,

Fenimoore Coper, au coeur blessé, toujours vivant,

Les gamines, qu'on a défait de leurs liens de soumission dans un déluge de feu un soir de pleine lune où les étoiles éclairaient le ciel comme en plein jour.

Maintenant tout est calme, je n'ai plus peur de mourrir et ce point de vue nouveau sur l'allure du monde me rapproche du coeur des Hommes.